U0278401

北京市惠民医药卫生事业发展基金会 ◎ 组织编写

常见病中成药
临床合理使用丛书
神经科 分册

丛书主编◇张伯礼　高学敏

分册主编◇高　颖

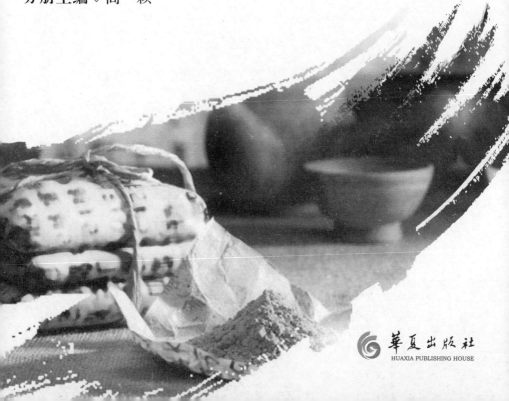

华夏出版社
HUAXIA PUBLISHING HOUSE

常见病中成药临床合理使用丛书
编委会名单

《神经科分册》编委会名单

主　编　高　颖

副主编　曹克刚　曲　淼

编　委　汪卫东　谢颖桢　洪　兰　辛喜艳

　　　　董珍宇　董兴鲁　任晋婷　李　涛

　　　　林颖娜　王亚娜　王　芳　黄艳影

　　　　王旭涢　韩　芳

高颖　女，主任医师，教授，博士生导师。现任北京中医药大学东直门医院副院长兼国家中医药管理局脑病中医证治重点研究室主任，中华中医药学会内科分会副主任委员兼秘书长，脑病分会副主任委员，世界中医药联合会内科专业委员会副会长兼秘书长，国家中医药管理局脑病重点专科协作组组长。

　　主要从事中医药治疗脑血管病、血管性痴呆、多发性硬化等神经系统疾病研究及中药临床药效评价方法研究，获国家及部级科技成果奖10项。发表学术论文60余篇，其中SCI收录论文10篇，已培养博士、硕士学位研究生40名。

序

　　中医药作为我国重要的医疗卫生资源，与西医药优势互补，相互促进，共同维护和增进人民健康，已经成为中国特色医药卫生事业的重要特征和显著优势。中医药临床疗效确切、预防保健作用独特、治疗方式灵活多样、费用较为低廉，具有广泛的群众基础。基层是中医药服务的主阵地，也是中医药赖以生存发展的根基，切实提高城乡基层中医药服务能力和水平，有利于在深化医改中进一步发挥中医药作用，为人民群众提供更加优质的中医药服务。

　　近年来，北京市惠民医药卫生事业发展基金会致力于"合理使用中成药"公益宣传活动，继出版《中成药临床合理使用读本》、《常见病中成药合理使用百姓须知》之后，又出版《常见病中成药临床合理使用丛书》，旨在针对常见病、多发病，指导基层医务工作者正确使用中成药，并可供西医人员学习使用，以实现辨证用药、安全用药、合理用药。

　　相信该丛书的出版发行，有利于促进提升城乡基层中医药服务能力和水平，推动中医药更广泛地进乡村、进社会、进家庭，让中医药更好地为人民健康服务。

王国强

2014 年 2 月 20 日

为了配合推进国家医疗制度改革、深入贯彻国家基本药物制度、更好地促进国家基本药物的合理应用，北京市惠民医药卫生事业发展基金会基于"合理使用中成药"公益宣传活动项目，组织编写了《常见病中成药临床合理使用丛书》，该丛书是继《中成药临床合理使用读本》之后的又一力作。《神经科分册》选择神经系统的临床常见病、多发病，即脑卒中、头痛、失眠症、抑郁症、焦虑症及血管性痴呆，以西医病名为纲、中医证候为目，详细介绍以上病种的中成药辨证论治规律和方法，既有传统中医理论的指导，又有现代应用研究的支持，以更好地体现辨病论治与辨证论治相结合的思想，为临床合理使用中成药提供参考。

该书以《国家基本药物目录》、《国家基本医疗保险、工伤保险和生育保险药品目录》及《中华人民共和国药典》的品种为依据，选择疗效确切的神经科临床常用中成药进行详细介绍。目前防治神经系统疾病的中成药品种繁多，应用广泛，成为我国防治该类疾病的一大特色。本册对神经系统常用中成药均予以收录，具有品种丰富、覆盖面广的特点，能够兼顾临床常见证候，疗效确切、副作用少，可有效改善临床症状，提高患者生活质量。同时为满足不同患者的服药需求，在收录时考虑到剂型情况，既包括丸、散、膏、丹等传统剂型，还包括功效相同，剂型不同的新制剂，涵盖注射剂、滴丸、软膏、软胶囊、缓释胶囊等，以更好地发挥中成药在防治神经科疾病中的优势。

　　为便于全面掌握中成药知识，该书详细介绍了所选药品的处方、功能与主治、用法与用量、注意事项、药理毒理、临床报道等内容，并附有常用中成药简表，条目清晰，查阅方便。

　　该丛书以临床实用为特点，以安全合理使用中成药为宗旨，主要面向西医临床医师和基层医务工作者，以西医病名为纲，密切结合临床，详述其常见证型及中成药辨证选药规律，将大大提高医务人员学中医药、懂中医药、用中医药的能力。该丛书的出版将为促进中成药的合理使用、提升患者健康水平、推动中医药事业的发展做出新的贡献！

高颖

2014 年 12 月

目录 Contents

脑卒中

脑卒中又名中风病，包括缺血性脑卒中和出血性脑卒中两种类型，是中医对急性脑血管疾病的统称，脑梗死、脑出血、脑栓塞等均属本病范畴。它是以猝然昏倒、不省人事、口角歪斜、语言不利、半身不遂为主要症状的一类疾病。本病发病率高，发病年龄多在50岁以上。本病一年四季均可发生，一般冬季多于春、秋、夏季。

缺血性脑卒中临床症状复杂，它与脑损害的部位、脑缺血性血管大小、缺血的严重程度、发病前有无其他疾病，以及有无合并其他重要器官疾病等有关。轻者可无症状，即无症状性脑梗死；也可以表现为反复发作的肢体瘫痪或眩晕，即短暂性脑缺血发作；重者不仅可以有肢体瘫痪，甚至可以发生急性昏迷、死亡。主要症状为头痛、头昏、头晕、恶心呕吐、运动性或感觉性失语，甚至昏迷。脑神经症状可见双眼向偏侧凝视、中枢性面舌瘫、饮水呛咳和吞咽困难等。躯体症状可见偏瘫、偏身感觉减退、步态不稳、肢体无力、大小便失禁等。头颅计算机X线断层扫描（CT）可见低密度影病灶，局部脑组织肿胀等。头颅磁共振成像（MRI）检查能较早发现脑梗死，脑MRI弥散成像能反映新的梗死病变。数字减影血管造影（DSA）、磁共振血管成像（MRA）、经颅多普勒超声等检查可以寻找脑血管病的血管病因。出血性脑卒中常在活动中或情绪激动时突然发病，迅速出现局灶性神经功能缺损症状以及头痛、呕吐等颅内高压症状。临床最常见的为基底节区出血，其次为脑叶出血、脑干出血、小脑出血及脑室出血。不同的出血部位临床体征各异。头颅 CT 是诊断出血性脑卒中的首选方法，可显示出血部位、出血量大小及血肿形态，MRI 和 MRA 检查对明确脑出血的病因很有帮助，必要时行脑脊液及其他检查。现代医学针对缺血性脑卒中主要采用控制脑水肿、溶栓、抗凝、抗血小板聚集、营养脑神经等方法；出血性脑卒中主要采用控制脑水肿、降低颅内压、手术、控制高血压等方法。

中医称本病为"中风"，是在气血亏虚的基础上，因劳倦内伤、忧思恼怒、嗜食肥甘厚味及烟酒等，引起脏腑阴阳失调，气血逆乱，直冲犯脑，导致脑脉痹阻或血溢出脑脉之外。临床以突然昏仆，半身不遂，口舌歪斜，言语謇涩或不语，偏身麻木为主症，并具有起病急、变化快、好发于中老年人的特点。

一、中医病因病机分析及常见证型

中医学认为脏腑功能失调，气血亏虚是中风发病的基础，因劳倦内伤、忧思恼怒、饮食不节、用力过度或气候骤变等，致痰浊瘀血内生，或阳化风动，血随气逆，导致脑脉痹阻或血溢脉外，脑髓神机受损而发病。

中风根据病程可分为急性期、恢复期和后遗症期三个阶段，根据神志障碍的有无分为中经络与中脏腑，中脏腑又有闭证、脱证之分。临床常见证型有风痰阻络证、痰热腑实证、气虚血瘀证、阴虚风动证、痰热内闭证（阳闭）、痰蒙清窍证（阴闭）和元气败脱证（脱证）。

二、辨证选择中成药

1. 风痰阻络证

【临床表现】半身不遂，口舌歪斜，言语謇涩或不语，偏身麻木，头晕目眩，痰多而黏；舌质暗淡，舌苔白腻，脉弦滑。

【辨证要点】半身不遂，口舌歪斜，言语謇涩，突然起病，头晕目眩；舌质暗，舌苔白腻，脉弦滑。

【病机简析】素体痰湿内盛，或嗜食肥甘厚味，致中焦失运，聚湿生痰，痰郁化热，热极生风，终致风痰搏结而发病。风痰流窜经络，气虚不通故见半身不遂，手足拘急，口舌歪斜，言语不利；痰阻中焦，清阳不升，故见头晕目眩；经络不畅，气虚不濡经脉，故见肢体麻木。

【治法】熄风化痰，活血通络。

【辨证选药】可选中风回春丸（颗粒、胶囊、片）、血塞通注射液、注射用血塞通（冻干）、复方丹参注射液。

此类中成药多由丹参、三七、红花、当归、川牛膝、全蝎、蜈蚣等药物组成，可发挥良好的活血化瘀止痛作用。

2. 痰热腑实证

【临床表现】半身不遂，口舌歪斜，言语謇涩或不语，偏身麻木，腹胀，便干便秘，头痛目眩，咯痰或痰多；舌质暗红，苔黄腻，脉弦滑或偏瘫侧弦滑而大。

【辨证要点】半身不遂，口舌歪斜，言语謇涩，痰多，口气臭秽，腹胀，便秘；舌质暗红，苔黄腻，脉弦滑。

【病机简析】素体气弱痰盛，加之饮食不节，更伤中气，致痰浊壅滞，郁而化热，痰热互结而生风，流窜经络而见半身不遂、言语不利；中焦失运，痰湿内停，气不化津见痰多；痰热熏灼肠道，大肠燥热，传化失司，腑气不通而腹胀便秘。

【治法】通腑泄热化痰。

【辨证选药】可选用牛黄清心丸、清开灵注射液、苦碟子注射液、新清宁片（胶囊）。

此类中成药多由水牛角、栀子、牛黄、大黄等药物组成，有良好的通腑泄热、化痰活血作用。

3. 气虚血瘀证

【临床表现】半身不遂，口舌歪斜，言语謇涩或不语，偏身麻木，面色㿠白，气短乏力，口角流涎，自汗出，心悸，手足肿胀；舌质暗淡，舌苔薄白，有齿痕，脉沉细。

【辨证要点】半身不遂，口舌歪斜，气短乏力；舌质暗淡。

【病机简析】年老体衰，元气既虚，或久病伤气，气虚不能鼓动血脉运行，血行无力，脉络不畅而成气虚血瘀之证。瘀阻脑脉，故见半身不遂，口舌歪斜；气虚血不上荣故见面色㿠白；气虚不摄，则自汗、气短乏力。

【治法】益气活血。

【辨证选药】可选用脑安颗粒（胶囊、片、滴丸）、消栓通络胶囊（片、颗粒）、脑心通丸（胶囊、片）、通心络胶囊、银杏叶胶囊（片、滴丸）、银丹心脑通软胶囊、血栓心脉宁胶囊、灯盏花素片、脉络宁注射液、华佗再造丸。

此类中成药多以黄芪、人参、红花、当归、川芎、丹参、三七等益气活血、化瘀通络的药为主。

4. 阴虚风动证

【临床表现】半身不遂，口舌歪斜，言语謇涩或不语，偏身麻木，眩晕耳鸣，手足心热，咽干口燥；舌质红而体瘦，少苔或无苔，脉弦细数。

【辨证要点】半身不遂，口舌歪斜，眩晕耳鸣，手足心热；舌瘦质红，少苔。

【病机简析】肝为刚脏，体阴而用阳。若房劳过度、暗耗精血，或久病失养，耗伤真阴，阴不足而阳有余，阴不制阳，相火妄动，虚风内生。虚风上扰，横窜经络，故见半身不遂、口舌歪斜；阴虚生内热，故见手足心热；肾精不足，脑髓不充，则眩晕耳鸣。

【治法】育阴熄风，活血通络。

【辨证选药】可选用杞菊地黄丸（胶囊、片）、大补阴丸、六味地黄丸（软胶囊、胶囊、颗粒）。

此类中成药常以熟地黄、山萸肉、干山药、枸杞子滋补肾阴，知母、黄柏、龟板、牡丹皮等滋阴清相火之热。

5. 痰热内闭证（阳闭）

【临床表现】神识昏蒙，半身不遂，口舌歪斜，鼻鼾痰鸣，肢体强痉拘急，项强，身热，气粗口臭，躁扰不宁，甚则手足厥冷，频繁抽搐，偶见呕血；舌质红绛，舌苔褐黄干腻，脉弦滑数。

【辨证要点】起病急骤，神识昏蒙，半身不遂，痰鸣，项强身热，躁扰不宁，甚则手足厥冷，频繁抽搐。

【病机简析】此属阳闭，素体肥胖，痰湿内盛，日久化热，因劳累、饮食偏嗜、情志过极等使心火炽盛，痰随火升，上逆闭阻清窍而发病。痰火闭窍，故见神昏；痰火上扰，气道受阻故痰鸣；痰火扰心，故躁扰不宁。

【治法】清热化痰，开窍醒神。

【辨证选药】可选用安宫牛黄丸、安脑丸（片）、清开灵注射液、醒脑静注射液、局方至宝丸、礞石滚痰丸、牛黄清心丸。

此类中成药常选用水牛角、牛黄、栀子、冰片、郁金、黄芩、黄连、栀子等药，从而达到清热解毒、开窍醒脑、豁痰熄风的作用。

6. 痰蒙清窍证（阴闭）

【临床表现】神识昏蒙，半身不遂，口舌歪斜，痰鸣漉漉，面白唇暗，肢体松懈瘫软，静卧不烦，二便自遗，周身湿冷；舌质紫黯，苔白腻，脉沉滑缓。

【辨证要点】半身不遂，口舌歪斜，神识昏蒙，痰鸣漉漉，面白唇暗，静卧不烦，二便自遗，周身湿冷。

【病机简析】此属阴闭，素体气弱痰盛，年老体衰，气不化津，痰湿内生，诱因引动痰湿，上犯蒙蔽清窍，故见神昏；痰湿之邪易伤阳气，易阻气机，阳气受郁，故见四肢不温、周身湿冷。

【治法】温阳化痰，醒神开窍。

【辨证选药】可选用苏合香丸、醒脑静注射液。

此类中成药常用青木香、香附、萆薢等药，以达到温阳化痰、醒神开窍的作用。

7. 元气败脱证（脱证）

【临床表现】昏愦不知，目合口开，四肢瘫软，肢冷汗多，二便自遗，舌卷缩；舌质紫黯，苔白腻，脉微欲绝。

【辨证要点】昏愦不知，目合口开，四肢松懈瘫软，肢冷汗多，二便自遗，脉微欲绝。

【病机简析】久病脏腑精气已衰，因感诱因，突致阳浮于上，阴竭于下，阴阳离绝。元气已脱，神志失守，故见神昏；五脏真气脱，四肢百骸无真气充养而失用，故见四肢松懈瘫软、二便自遗。

【治法】益气回阳固脱。

【辨证选药】可选用生脉注射液、参麦注射液、参附注射液。

此类中成药常用红参、附片、麦冬、五味子等，以达到益气回阳固脱的作用。

三、用药注意

临床选药必须以辨证论治的思想为指导，针对不同证候，选择相应的药物，才能收到较为满意的疗效。应密切观察患者病情变化，急性期病情不稳定，短时间内可出现各种变证，故应掌握疾病动态，重点注意神志、瞳神、气息、脉象等变化，并采取积极的应对措施。患者如正在服用其他药品，应当告知医师或药师；饮食宜清淡，切忌肥甘油腻食物，以防影响药效的发挥。药品贮藏宜得当，存于阴凉干燥处，药品性状发生改变时禁止服用。药品必须妥善保管，放在儿童不能接触的地方，以防发生意外。对于具体药品的饮食禁忌、配伍禁忌、妊娠禁忌、证候禁忌、病证禁忌、特殊体质禁忌、特殊人群禁忌等，各药品内容中均有详细介绍，用药前务必仔细阅读。

附一

常用治疗脑卒中的中成药药品介绍

（一）风痰阻络证常用中成药品种

中风回春丸（颗粒、胶囊、片）

【处方】酒当归、酒川芎、红花、桃仁、丹参、鸡血藤、忍冬藤、络石藤、地龙（炒）、土鳖虫（炒）、伸筋草、川牛膝、蜈蚣、茺蔚子（炒）、全蝎、威灵仙（酒制）、炒僵蚕、木瓜、金钱白花蛇。

【功能与主治】活血化瘀，舒筋通络。用于痰瘀阻络所致的中风，症见半身不遂、肢体麻木、言语謇涩、口舌歪斜。

【用法与用量】

丸剂：用温开水送服。一次 1.2 ～ 1.8g，一日 3 次；或遵医嘱。

颗粒剂：口服。一次 2g，一日 3 次；或遵医嘱。

胶囊：口服。小粒一次 4 ～ 6 粒，大粒一次 2 ～ 3 粒，一日 3 次；或遵医嘱。

片剂：口服。一次 4 ～ 6 片，一日 3 次；或遵医嘱。

【注意事项】脑出血急性期患者忌服。

【规格】

丸剂：（1）每瓶装 16g，（2）每袋装 1.8g。

颗粒剂：每袋装 2g。

胶囊：每粒装（1）0.3g，（2）0.5g。

片剂：糖衣片，片芯重 0.3g。

【贮藏】密封。

【临床报道】观察中风回春丸治疗中风病 120 例（治疗组），并与强力天麻杜仲胶囊 60 例（对照组）作对照，中医辨证均为瘀血阻络证，其中治疗组总有效率为 90%；对照组总有效率为 81.67%，两组比较有显著差异（$P < 0.05$）[1]。

【参考文献】

[1] 杨光钦，文晖，杨权生 . 中风回春丸治疗中风病 120 例 [J]. 中国中医药信息杂志，2003，10（1）：58-59.

血塞通注射液

【处方】三七总皂苷。

【功能与主治】活血祛瘀，通脉活络。用于中风偏瘫、瘀血阻络，及脑血管疾病后遗症、视网膜中央静脉阻塞属瘀血阻滞证者。

【用法与用量】肌内注射：一次100mg，一日1～2次。静脉滴注：一次200～400mg，以5%～10%葡萄糖注射液250～500ml稀释后缓缓滴注，一日1次。

【禁忌】

1．出血性脑血管病急性期不宜使用。

2．人参、三七过敏患者不宜使用。

3．孕妇不宜使用。

【注意事项】

1．阴虚阳亢或肝阳化风者，不宜单独使用本品。

2．颜面皮肤潮红，轻微头胀痛不影响本品使用。

3．本品是纯中药制剂，有效成分较多，保存不当，可能影响产品质量，所以使用前必须对光检查，药液出现浑浊、沉淀、变色、漏气、变质等现象均不能使用。

4．若出现严重不良反应，应立即停药，并进行相应处理。

5．糖尿病患者可用0.9%氯化纳注射液代替葡萄糖注射液稀释后使用。

【规格】每支装（1）2ml：100mg，（2）5ml：250mg，（3）10ml：250mg。

【贮藏】密封，避光，置阴凉处（不超过20℃）。

【药理毒理】本品具有抗凝血、降低血液黏度、改善脑水肿等作用。

·抗凝血作用 本品具有明显延长血浆凝血时间，显著抑制二磷酸腺苷（adenosine diphosphate，ADP）诱导的家兔血小板聚集功能的作用[1]。

·降低血液黏度 用体外实验测量血塞通注射液对血液流变指标的影响，发现其可降低红细胞聚集性及血液黏度，增加红细胞变形性，并具有显著降低人体血浆凝血因子 I 的作用[2]。

·改善脑水肿 本品通过促进脑软化灶的胶质细胞反应，加速软化灶的吸收和机化，对海马神经元继发性损伤有保护作用[3]。

【临床报道】

1．将入选患者随机分为血塞通治疗组和胞二磷胆碱注射液对照组，采用 NIH 评分、血液流变学变化进行临床疗效评估。于治疗前及 14d 后分别进行血常规、尿常规、肝肾功能、心电图等安全性检查。两组 NIH 评分及血液流变学均有改善，治疗组与对照组相比有显著差异。血塞通注射液应用中无明显不良反应。结论：血塞通注射液可显著促进早期梗死神经功能恢复[4]。

2．有报道将 94 例短暂性脑缺血发作（TIA）患者随机分为治疗组与对照组。治疗组用血塞通注射液，对照组用复方丹参注射液，分别静脉输注 14d。观察治疗后两组 TIA 发作及半年内缺血性脑血管疾病发生情况。结果发现治疗组总有效率为 95.7%，明显优于对照组的 80.9%（$P < 0.05$），治疗组半年内缺血性脑血管疾病发生率明显低于对照组（$P < 0.05$）[5]。

【不良反应】 偶见头痛、咽干、心慌、皮疹等过敏反应。

·皮肤过敏反应 主要表现为皮疹，伴烦躁和皮肤瘙痒[6-8]。

· **类过敏性休克** 突发心慌、胸闷、呼吸困难、烦躁不安，可伴有皮疹、咽部不适或梗阻感、恶心呕吐、发热等[9]。

· **过敏性休克** 呼吸急促、口唇发绀、大汗淋漓、四肢厥冷、脸色苍白、血压下降，甚至呼吸、心跳骤停[10]。

【参考文献】

[1] 赵金明，石玲，商威，等.血塞通注射液抗凝血作用研究[J].辽宁中医杂志，2006，33（1）：106.

[2] 张周良，刘树林，闫琳.血塞通注射液对血液流变性的效应[J].中国血液流变学杂志，2004，14（1）：105-107.

[3] 李克玲，王谦，黄启福.血塞通注射液对大鼠多发性脑梗死作用的实验研究[J].中国中医急症，2003，12（5）：455-457.

[4] 戎装，支惠萍.血塞通注射液治疗急性脑梗死的对照研究[J].神经病学与神经康复学杂志，2008，5（2）：85-87.

[5] 李艳杰.血塞通注射液治疗短暂性脑缺血发作的疗效观察[J].中西医结合心脑血管病杂志，2007，5（7）：625-626.

[6] 韩智琴，刘玉清，韩培芝.静滴血塞通致全身皮肤斑丘疹3例报告[J].山东医药，2005，45（3）：51.

[7] 郭涛，王翠霞，朱奎新.血塞通引起过敏反应3例[J].中国新药杂志，2000，9（10）：699.

[8] 徐心，王德生，李国霖，等.应用血塞通注射液发生皮肤过敏3例[J].哈尔滨医科大学学报，1996，30（3）：312.

[9] 于长兰.血塞通注射液引起严重过敏反应1例[J].天津医学，1999，11（2）：57.

[10] 陈睿红，吕复清.血塞通静脉滴注致过敏性休克1例[J].中国药物与临床，2003，3（3）：213.

注射用血塞通（冻干）

【处方】三七总皂苷。

【功能与主治】活血祛瘀，通脉活络。用于中风偏瘫、瘀血阻络及脑血管疾病后遗症、胸痹心痛、视网膜中央静脉阻塞属瘀血阻滞证者。

【用法与用量】临用前加注射用水或相应的氯化钠注射液或葡萄糖注射液使其溶解。静脉滴注：一次 200 ～ 400mg，以 5% 或 10% 葡萄糖注射液 250 ～ 500ml 稀释后缓慢滴注，一日 1 次；静脉注射：一次 200mg，以 25% 或 50% 葡萄糖注射液 40 ～ 60ml 稀释后缓慢注射，一日 1 次；糖尿病患者可用氯化钠注射液代替葡萄糖注射液稀释后使用；15 天为一疗程，停药 1 ～ 3 天后可进行第二疗程。

【禁忌】

1．孕妇不宜用。

2．月经期及有出血倾向者不宜用。

3．脑溢血急性期不宜用。

【注意事项】

1．连续给药不得超过 15 天。

2．头面部发红、潮红，轻微头胀痛是用本品时的常见反应。

3．偶有轻微皮疹出现，尚可继续用药，若发现严重不良反应，应立即停药，并进行相应处理。

4．禁用于既往对人参、三七过敏的患者。

5．禁用于对酒精高度过敏的患者，用药期间勿从事驾驶及高空作业等危险活动。

【规格】注射用无菌粉末：每支装（1）100mg，（2）200mg，（3）400mg。

【贮藏】密封，避光，置阴凉处。

复方丹参注射液

【处方】丹参、降香。

【功能与主治】活血化瘀，通络止痛。扩张血管，增加冠状动脉血流量。用于心绞痛及急性心肌梗死。用于脑血栓形成的后遗症亦有效。

【用法与用量】肌内注射：一次2ml，一日1～2次；静脉滴注：一次10～20ml，用5%～10%葡萄糖注射液250～500ml稀释后使用，一日1次；或遵医嘱。

【禁忌】

1．对本品过敏者不宜用。

2．月经期及有出血倾向者不宜用。

3．孕妇不宜用。

【注意事项】

1．过敏体质者慎用。如出现过敏反应必须及时停药并做脱敏处理。

2．在治疗期间，心绞痛持续发作，宜加用硝酸酯类药。若出现剧烈心绞痛，心肌梗死，应及时急诊救治。

3．盐酸左氧氟沙星注射液与本品存在配伍禁忌。

4．本品一般不宜与其他药物同时滴注，以免发生不良反应。

5．如发现本品药物颜色变深、有异物、产生沉淀或浑浊，漏气或瓶身有细微破裂者均禁止使用；如经5%～10%葡萄糖注射液稀释后，出现浑浊或产生沉淀亦不得使用。

【规格】每支装 2ml，每毫升相当于丹参、降香各 1g。

【贮藏】密闭，遮光。

【不良反应】本品偶有变态反应、药物过敏性休克。

·**变态反应** 主要表现为瘙痒、头痛（昏）、气急、心慌、发热、寒战，伴恶心、呕吐、荨麻疹，停药及治疗后症状逐渐消失[1-2]。

·**过敏性休克** 主要表现为胸闷、口唇发绀、呼吸急促、面色发绀或面色苍白、头昏，继而神志不清[3]。

【参考文献】

[1] 汤启勋.复方丹参注射液临床应用中不良反应观察 [J].中国中药杂志，1999，24（1）：57.

[2] 夏前明，陈瑜萍，葛玲.19 例丹参过敏反应的临床分析 [J].中国中西医结合杂志，1992，12（3）：180.

[3] 王爱然，王存玉.静滴复方丹参注射液致过敏性休克 1 例 [J].时珍国医国药，2001，12（3）：278.

（二）痰热腑实证常用中成药品种

牛黄清心丸

【处方】牛黄、当归、川芎、甘草、山药、黄芩、苦杏仁（炒）、大豆黄卷、大枣、炒白术、茯苓、桔梗、防风、柴胡、阿胶、干姜、白芍、人参、六神曲（炒）、肉桂、麦冬、白蔹、蒲黄（炒）、人工麝香、冰片、水牛角浓缩粉、羚羊角、朱砂、雄黄。

【功能与主治】清心化痰，镇惊祛风。用于风痰阻窍所致的头晕目眩、痰涎壅盛、神志混乱、言语不清及惊风抽搐、癫痫。

【用法与用量】口服。大蜜丸一次 1 丸，水丸一次 1.6g，一日 1 次。

【禁忌】孕妇不宜用。

【注意事项】

1．本品处方中含朱砂、雄黄，不宜过量久服，肝肾功能不全者慎用。

2．服用前应除去蜡皮、塑料球壳；本品可嚼服，也可分份吞服。

【规格】大蜜丸，每丸重 3g；水丸，每 20 粒重 1.6g。

【贮藏】密封。

清开灵注射液

【处方】胆酸、珍珠母（粉）、猪去氧胆酸、栀子、水牛角（粉）、板蓝根、黄芩苷、金银花。

【功能与主治】清热解毒，化痰通络，醒神开窍。用于热病，神昏，中风偏瘫，神志不清；急性肝炎、上呼吸道感染、肺炎、脑血栓形成、脑出血见上述证候者。

【用法与用量】肌内注射：一日 2～4ml；重症患者静脉滴注：一日 20～40ml，以 10% 葡萄糖注射液 200ml 或氯化钠注射液 100ml 稀释后使用。

【禁忌】孕妇不宜用。

【注意事项】

1．有表证恶寒发热者、药物过敏史者慎用。

2．如出现过敏反应及时停药并做脱敏处理。

3．本品如产生沉淀或浑浊时不得使用。如经 10% 葡萄糖或氯化钠注射液稀释后出现浑浊亦不得使用。

4．药物配伍：一般不得与其他药物配伍应用。到目前为止，已确认清开灵注射液不能与硫酸庆大霉素、青霉素 G 钾、肾上腺素、阿拉明、乳糖酸红霉素、多巴胺、山梗菜碱、硫酸美芬丁胺等药物配伍使用。

5．清开灵注射液稀释以后必须在 4h 以内用完。

6．输液速度：注意滴速勿快，儿童以 20 ~ 40 滴 /min 为宜，成年人以 40 ~ 60 滴 /min 为宜。

7．除按用法用量中说明使用以外，还可用 5% 葡萄糖注射液按每 10ml 药液加入 100ml 溶液稀释后使用。

【规格】 每支装（1）2ml，（2）10ml。

【贮藏】 密闭。

【药理毒理】 清开灵注射液主要有抗炎，解热，保护肝脏，改善脑循环，抗凝促溶，促进脑坏死组织吸收等作用。

·抗炎及免疫调节作用 注射用清开灵冻干粉能显著减轻二甲苯所致小鼠耳郭肿胀，有效对抗角叉菜胶所致大鼠足肿胀，显著增强巨噬细胞吞噬能力，具有显著的抗炎和免疫增强作用[1]。

·清热解毒作用 用内毒素诱导建立家兔热瘀证病理模型，用数字温度计观测清开灵对发热家兔体温的影响发现，清开灵通过抑制发热家兔致热性细胞因子的释放并调节血液中纤溶和促凝物质的活性达到清热化瘀作用[2]。

·保肝作用 清开灵能抑制肝细胞脂质过氧化物（LPO）的生成，抑制内毒素所致肝细胞脂质过氧化物损伤，有效地保护肝细胞[3]。经对实验性肝损伤大鼠影响的观察发现，清开灵具有清除肝内代谢产物、清除炎症、修复损伤细胞的作用[4]。

· **改善脑循环**　清开灵通过抑制脑匀浆过氧化脂质（LPO）的生成，阻止和减少自由基对脑组织细胞不饱和脂肪酸的连锁氧化反应的进行，从而保护脑组织细胞的结构和功能[5]。并可通过增加脑内 P 物质（SP 神经肽）含量以扩张脑血管、增加脑血流、减轻脑水肿、改善脑局部缺血缺氧状态，激活单核－巨噬系统、加速对坏死组织的吞噬吸收作用，促进脑组织的修复[6]。

· **抗凝促溶作用**　本品能改善血液流变学、降低血浆黏度、减少血小板聚集、抑制血栓形成[7]，从而扩张组织血管、疏通微循环、改善局部缺血缺氧、缩小梗死面积、拮抗自由基、活化组织细胞、恢复受损组织功能。

【临床报道】以 120 例急性脑血管病为研究对象，将入选病例随机分为清开灵注射液治疗组（治疗组）和常规药物治疗组（对照组），在应用常规对症治疗药物基础上，治疗组予生理盐水内加清开灵注射液 40ml 静脉滴注。治疗后 15 天临床疗效比较结果显示：治疗组有效率 93.3%，对照组有效率 66.7%[8]。

【不良反应】本品偶有过敏反应，可见皮疹、面红、局部疼痛等[9]。

【参考文献】

[1] 李莉，李东，黄继华．注射用清开灵冻干粉抗炎及免疫调节作用研究 [J]．中药药理与临床，2008，24（5）：59-60．

[2] 蒋玉凤，刘智勤，汪芸．清开灵注射液对内毒素性发热家兔清热化瘀作用的研究 [J]．北京中医药大学学报，2006，29（8）：537-541．

[3] 朱陵群，黄启福，王鸣川．清开灵抗内毒素所致肝细胞

脂质过氧化损伤的研究 [J]. 北京中医药大学学报, 1996, 19（4）: 32.

[4] 齐治家, 钱家骏, 乔亭泽, 等. 清开灵注射液对实验性肝损伤保护作用的生物化学初步研究 [J]. 中医杂志, 1981,（5）: 389.

[5] 李黎斌. 清开灵对家兔脑匀浆（体外）生成脂质过氧化物的影响 [J]. 北京中医药大学学报, 1993, 16（1）: 17.

[6] 白丽敏, 孙红梅, 朱培纯, 等. 清开灵注射液对实验性脑出血大鼠脑内 P 物质的影响 [J]. 北京中医药大学学报, 1996, 19（6）: 67.

[7] 李锡东, 兰学惠. 加用清开灵和复方丹参注射液治疗重症肺原性心脏病疗效观察 [J]. 中西医结合实用临床急救, 1997, 4（1）: 21.

[8] 刘清, 张谦, 郑世文. 清开灵注射液治疗急性脑血管病60例临床观察 [J]. 中医药学刊, 2006, 22（6）: 1131.

[9] 周永良, 陈红梅, 陆红. 清开灵注射剂不良反应文献系统评价 [J]. 药事组织, 2007, 16（24）: 50-51.

苦碟子注射液

【处方】 抱茎苦荬菜。

【功能与主治】 活血止痛，清热祛瘀。用于瘀血闭阻的胸痹，证见胸闷、心痛，口苦，舌暗红或有瘀斑等。适用于冠心病、心绞痛见上述证候者，亦可用于脑梗死者。

【用法与用量】 静脉滴注: 一次 10～40ml, 一日1次; 用0.9%氯化钠或5%葡萄糖注射液稀释至 250～500ml 后应用，14天为一疗程; 或遵医嘱。肌内注射: 一日 2～4ml。

【禁忌】

1．对本品过敏者或严重过敏体质者禁用。

2．近期出血或有出血倾向者禁用。

【注意事项】

1．本品应在临床监护下使用，用药期间密切观察患者病情。

2．每10ml药液应用不少于100ml的葡萄糖或氯化钠注射液稀释后使用，滴速不宜过快。

3．用药过程中应密切观察用药反应，发现异常，立即停药并及时治疗。

4．低血压患者慎用。

5．肝、肾功能不全者慎用。

6．本品保存不当将影响产品质量，如发现瓶身裂纹、漏气、药液浑浊、沉淀、絮状物、变色，均不能使用。如经葡萄糖或氯化钠注射液稀释后或输液过程中出现浑浊、沉淀亦不得使用。本品用氯化钠注射液稀释为宜。

7．本品应单独使用，禁与其他药品混合配伍使用。谨慎联合用药，如确需联合使用其他药品时，应谨慎考虑与本品的间隔时间以及药物相互作用等。

【规格】 每支装（1）10ml，（2）20ml，（3）40ml。

【贮藏】 密闭（10℃～30℃）。

【药理毒理】 苦碟子注射液具有降低氧代谢，提高耐缺氧能力，增加冠脉流量，保护心肌缺血等作用。

·降低氧代谢，提高耐缺氧能力 通过改善脑能量代谢，可以显著延长小鼠断头喘气的次数和常压耐缺氧存活时间，发挥对脑缺血的保护作用[1]。

·增加冠脉流量，改善微循环　本品能够降低麻醉犬的平均动脉压和心肌收缩力，亦能同时增加心输出量，减慢心率，增加冠脉流量、降低冠脉阻力，降低心肌耗氧量和氧利用率以改善心肌的氧代谢，达到抗心肌缺血作用。

本品能够抑制 Wistar 大鼠垂体后叶素所致的 T 波高耸，降低异丙肾上腺素所致的 ST 段升高，降低异丙肾上腺素所致急性缺血大鼠血清中肌酸磷酸激酶（CPK）、乳酸脱氢酶（LDH）及心肌匀浆中的 SOD 的水平，升高谷胱甘肽过氧化物酶（GSH-Px）和超氧化物歧化酶（SOD）的活力[2-3]。

·抗凝与纤溶活性作用　观察苦碟子对内源性和外源性凝血途径以及纤溶系统的影响，结果苦碟子对内源性凝血途径具有较强的抑制作用，能够增加纤溶系统的活性[4]。

·活血化瘀作用　研究苦碟子注射液对血瘀证实验动物模型血液流变学相关指标及血管内皮素水平的影响，结果显示，苦碟子大、小剂量组均能显著降低血瘀证大鼠全血黏度、血浆黏度、相对黏度、红细胞聚集指数等[5]。

·降血脂作用　观察苦碟子注射液对高脂血症大鼠模型血脂代谢的影响，研究显示，苦碟子注射液能够明显降低实验室高脂血症大鼠甘油三酯（TG）、低密度脂蛋白胆固醇（LDL）、血栓素 A_2（TXA_2）及 LPO 含量并明显提高高密度脂蛋白胆固醇（HDL）、前列环素（PgI_2）含量及 SOD 活性[6]。

·抗肿瘤作用　苦碟子注射液在 5、10、20g·kg^{-1} 剂量对昆明种小鼠 S_{180} 肉瘤、昆明种小鼠 H_{22} 肝癌、C57BL-6 小鼠 Lewis 肺癌均发挥体内抑瘤作用，同时又能显著升高肝癌 H_{22} 小鼠外周白细胞数量，在体外对人宫颈 Hela 细胞、人肝癌 HpeG-2 细胞同样有增殖抑制作用[7]。

·**毒理** 亚急性毒理实验显示苦碟子毒性较小[8]。

【临床报道】将 80 例缺血性脑血管病患者随机分为苦碟子注射液治疗组 42 例和丹参注射液对照组 38 例，每日给药 1 次，20 天为 1 疗程。治疗期间辅以降颅压、降血压及抗凝药物，均不使用其他扩血管药。结果治疗组总有效率为 90.48%，明显优于对照组 73.68% 的有效率[9]。

【参考文献】

[1] 王彩霞，刘玉兰，赵强.注射用苦碟子（KDZ）对脑缺血的保护作用 [J].河北医药，2005，27（11）：860-861.

[2] 刘彤，丁晓飞，陈光.注射用苦碟子对麻醉犬血流动力学影响的研究 [J].辽宁中医杂志，2007，34（8）：1170-1171.

[3] 何晓静，王彩霞，曹水娟，等.苦碟子对急性心肌缺血的保护作用 [J].广东药学院学报，2005，21（5）：555-556.

[4] 王彩霞，何晓静，刘玉兰.注射用苦碟子的抗凝与纤溶活性 [J].沈阳药科大学学报，2005，22（6）：442-443.

[5] 卫蓉，张雅丽，齐敏友，等.苦碟子注射液对血瘀证动物模型血液流变学及血管内皮素的影响 [J].贵阳中医学院学报，2002，24（2）：24-25.

[6] 李艳妍，尹一子，雒大员，等.碟脉灵注射液对高脂血症大鼠血脂代谢的影响 [J].吉林大学学报（医学版），2002，28（4）：357-359.

[7] 周晓棉，郑洪浩，曹春阳，等.苦碟子注射液的抗肿瘤作用 [J].沈阳药科大学学报，2007，24（2）：103-107.

[8] 冯玉书，桂绿荷.抱茎苦荬菜对心血管系统的药理作用 [J].

中草药通讯，1979，3：31.

[9] 丁泳. 苦碟子注射液治疗缺血性脑血管病疗效观察 [J]. 中国中医急症，2010，19（4）：551-552.

新清宁片（胶囊）

【处方】熟大黄。

【功能与主治】清热解毒，泻火通便。用于内结实热所致的喉肿、牙痛、目赤、便秘、下痢、发热；感染性炎症见上述证候者。

【用法与用量】

片剂：口服。一次 3～5 片，一日 3 次；必要时可适当增量；学龄前儿童酌减，或遵医嘱；用于便秘，临睡前服 5 片。

胶囊：口服。一次 3～5 粒，一日 3 次；必要时可适当增量；学龄前儿童酌减，或遵医嘱；用于便秘，临睡前服 5 粒。

【注意事项】

1. 忌烟、酒及辛辣食物。

2. 不宜在服药期间同时服用滋补性中药。

3. 有高血压、心脏病、肝病、糖尿病、肾病等慢性病严重者应在医师指导下服用。

4. 服药后大便次数增多且不成形者，应酌情减量。

5. 儿童、孕妇、哺乳期妇女、年老体弱及脾虚便溏者应在医师指导下服用。

6. 发热体温超过 38.5℃的患者，应去医院就诊。

7. 严格按用法用量服用，本品不宜长期服用。

8. 服药 3 天症状无缓解，应去医院就诊。

9. 对本品过敏者禁用，过敏体质者慎用。

10．本品性状发生改变时禁止使用。

11．儿童必须在成人监护下使用。

12．请将本品放在儿童不能接触的地方。

13．如正在使用其他药品，使用本品前请咨询医师或药师。

【规格】

片剂：每片重 0.31g。

胶囊：每粒装 0.3g。

【贮藏】 密封。

（三）气虚血瘀证常用中成药品种

脑安颗粒（胶囊、片、滴丸）

【处方】 川芎、当归、红花、人参、冰片。

【功能与主治】

颗粒剂、胶囊、片剂：活血化瘀，益气通络。用于脑血栓形成急性期、恢复期属气虚血瘀证候者，症见急性起病、半身不遂、口舌歪斜、舌强语謇、偏身麻木、气短乏力、口角流涎、手足肿胀、舌暗或有瘀斑、苔薄白等。

脑安滴丸：活血化瘀，益气通络。适用于脑血栓引起的半身不遂，偏身麻木，言语不利，口舌歪斜及偏头痛（血管－神经性头痛）引起的健忘、头晕、恶心、畏光怕声，神疲乏力，属于气虚血瘀证候者。

【用法与用量】

颗粒剂：口服。一次 1 袋，一日 2 次，4 周为一疗程；或遵医嘱。

胶囊：口服。一次2粒，一日2次，4周为一疗程；或遵医嘱。

片剂：口服。一次2片，一日2次，4周为一疗程；或遵医嘱。

滴丸：口服。一次20粒，一日2次，4周为一疗程。

【注意事项】出血性中风慎用。

【规格】

颗粒剂：每袋装1.2g。

胶囊：每粒装0.4g。

片剂：每片重0.53g。

滴丸：每丸重50mg。

【贮藏】密封。

【药理毒理】

· **抗血栓形成** 脑安滴丸能延长大鼠体内血栓形成时间；还可缩短体外血栓形成长度，减少血栓的湿重和干重[1]。

· **增加脑血流量** 通过观察脑安胶囊对兔脑血管血液动力学的影响，发现脑安胶囊能降低家兔脑血管阻力，增加脑血流量。且增加大脑血流量对血压没有明显影响[2-3]。

· **抗急性脑梗死** 脑安胶囊对电凝阻断大脑中动脉所致急性脑梗死模型大鼠的病理损害有保护和治疗作用，并能改善脑缺血、梗死所致的行为学障碍[4]。

· **抗血小板聚集** 本品具有明显的抗血小板聚集作用，能够抑制ADP诱导的血栓形成，其作用显著优于阿司匹林[5]。

· **毒理** 急性毒性试验结果显示，以大于临床1800倍以上的剂量给小鼠连续服药7d，所有动物活动、食量等指标正常，生长良好，无任何不良反应。用大鼠进行了长期毒性试验观察，结果动物在连续服用推荐剂量 105 倍的脑安胶囊 60d 后，所观察的 28 项生理、血象、血液生化指标均未见异常，对心、肺、肾、脑、肠、胃等 22 个器官进行病理解剖检查，也均未见药物引起的毒性病理改变。可以认为，以推荐剂量口服脑安胶囊，对机体无明显毒性[6]。

【临床报道】我国临床药理研究基地多家医院参加完成了脑安胶囊二期临床研究，选择急性期、恢复期脑梗死病人，以脑安胶囊为治疗组，以国内常用的另一种治疗中风的中药作为对照，观察两组临床疗效及血液流变学、血流动力学指标变化。经过 1 个疗程治疗，总有效率为 88.9%，显效率 50.7%，在改善各种临床症状方面，脑安胶囊治疗组均显示良好疗效，血液流变学、血流动力学指标也明显改善，上述改变明显优于对照组[6]。应用随机双盲对照试验在 25 万人群中筛选出具有卒中危险因素暴露、年龄 40 岁以上的人群，随机分成试验组（2387 人）和对照组（2406 人）。分别给予脑安胶囊与单川芎进行干预。干预 3 年后，试验组和对照组卒中的累积发病率分别为 650.24/10 万和 1350.05/10 万，试验组比对照组下降 51.8%[7]。

【参考文献】

[1] 张旭静，曹奕丰，冯春红，等 . 川芎、当归萃取液对大鼠血栓形成的影响 [J]. 中国临床药学杂志，2002，11（1）：45-46.

[2] 陈解春，闵阳，王桂清，等 . 脑安胶囊对家兔脑血管的作用 [J]. 中国临床药理学杂志，1998，7（5）：236-237.

[3] 张旭静，范柳，曹奕丰，等 . 川芎、当归超临界 CO_2 萃取液对犬脑血液动力学影响 [J]. 药学实践杂志，2002，20（4）：

231-233.

[4] 范柳，孙继虎，王春安，等．川芎、当归萃取液对实验性急性脑梗死大鼠行为学和脑组织损伤的影响 [J]. 中国临床药学杂志，2002，11（2）：81-83.

[5] 张旭静，范柳，王素春，等．脑安胶囊的不同剂量对大鼠血小板聚集的影响 [J]. 医药导报，2003，22（2）：77-79.

[6] 郭吉平，黄久仪．脑安胶囊的实验研究与临床效果评价 [J]. 中西医结合心脑血管病杂志，2006，4（7）：609-610.

[7] 王桂清，郭佐，王耀山，等．中国卒中高危人群干预试验效果 [J]. 中华国际医学杂志，2003，3（1）：22-24.

消栓通络胶囊（片、颗粒）

【处方】川芎、丹参、黄芪、泽泻、三七、槐花、桂枝、郁金、木香、冰片、山楂。

【功能与主治】活血化瘀，温经通络。用于中风（脑血栓）恢复期（一年内）半身不遂，肢体麻木。

【用法与用量】

胶囊：口服。一次6粒，一日3次；或遵医嘱。

片剂：口服。一次6片，一日3次。

颗粒剂：口服。规格（1）一次6g（无蔗糖），规格（2）一次12g，一日3次。

【禁忌】孕妇不宜用。

【注意事项】

1. 禁食生冷、辛辣、动物油脂食物。

2. 肝脏疾病、肾脏疾病、出血性疾病及糖尿病患者，或正在接受其他治疗的患者应在医师的指导下服药。

3．应按照用法用量服用，年老体虚者应在医师指导下服用。

4．对本品过敏者禁用，过敏体质者慎用。

5．本品性状发生改变时禁止使用。

6．请将此药品放在儿童不能接触的地方。

7．如正在服用其他药品，使用本品前请咨询医师或药师。

【规格】

胶囊：每粒重 0.35g。

片剂：薄膜衣片，每片重 0.37g（相当于原药材 1.8g）。

颗粒剂：每袋装（1）6g（无蔗糖），（2）12g。

【贮藏】密封。

脑心通丸（胶囊、片）

【处方】黄芪、赤芍、丹参、当归、川芎、桃仁、红花、乳香（制）、没药（制）、鸡血藤、牛膝、桂枝、桑枝、地龙、全蝎、水蛭。

【功能与主治】益气活血，化瘀通络。用于气虚血滞、脉络瘀阻所致的中风中经络，症见半身不遂、肢体麻木、口眼歪斜、舌强语謇，及胸痹心痛、胸闷、心悸、气短；脑梗死、冠心病心绞痛属上述证候者。

【用法与用量】

丸剂：口服。一次 1 袋，一日 3 次。

胶囊：口服。一次 2～4 粒，一日 3 次。

片剂：口服。一次 2～4 片，一日 3 次。

【禁忌】孕妇不宜用。

【注意事项】胃病患者饭后服用。

【规格】

丸剂：每袋装 0.8g。

胶囊：每粒装 0.4g。

片剂：每片重 0.45g。

【贮藏】密封。

【药理毒理】脑心通胶囊对"血瘀"模型的全血高切黏度、低切黏度、血浆黏度、还原黏度、血小板黏附率均有显著降低作用；可抑制 ADP 诱导的血小板聚集；可明显抑制血栓形成，有一定的量效关系；可明显增加脑血流量，降低脑血管阻力，延长凝血时间；可增加犬心肌供血，改善心功能；降低血清 LDH 和 CK 活性，缩小心肌梗死范围，提示脑心通胶囊具有抗急性心肌缺血作用。

通心络胶囊

【处方】人参、水蛭、全蝎、赤芍、蝉蜕、土鳖虫、蜈蚣、檀香、降香、乳香（制）、酸枣仁（炒）、冰片。

【功能与主治】益气活血，通络止痛。用于冠心病心绞痛属心气虚乏、血瘀络阻证，症见胸部憋闷，刺痛、绞痛，固定不移，心悸自汗，气短乏力，舌质紫黯或有瘀斑，脉细涩或结代。亦用于气虚血瘀络阻型中风，症见半身不遂或偏身麻木，口舌歪斜，言语不利。

【用法与用量】口服。一次 2～4 粒，一日 3 次。

【注意事项】出血性疾病患者，孕妇、经期妇女，及阴虚火旺型中风不宜用。

【规格】每粒装 0.26g。

【贮藏】密封。

银杏叶胶囊（片、滴丸）

【处方】银杏叶提取物。

【功能与主治】活血化瘀通络。用于瘀血阻络引起的胸痹心痛、中风、半身不遂、舌强语謇；冠心病稳定型心绞痛、脑梗死见上述证候者。

【用法与用量】

胶囊：口服。规格（1）一次2粒，规格（2）一次1粒，一日3次；或遵医嘱。

片剂：口服。规格（1）一次2片，规格（2）一次1片，一日3次；或遵医嘱。

滴丸：口服。规格（1）、（2）一次5丸，一日3次；或遵医嘱。

【禁忌】孕妇不宜用。

【注意事项】心力衰竭患者慎用。

【规格】

胶囊：（1）每粒含总黄酮醇苷 9.6mg、萜类内酯 2.4mg，（2）每粒含总黄酮醇苷 19.2mg、萜类内酯 4.8mg。

片剂：（1）每片含总黄酮醇苷 9.6mg、萜类内酯 2.4mg，（2）每片含总黄酮醇苷 19.2mg、萜类内酯 4.8mg。

滴丸：（1）每丸重 60mg，（2）薄膜衣丸，每丸重 63mg。

【贮藏】密封，避光。

银丹心脑通软胶囊

【处方】银杏叶、丹参、灯盏细辛、绞股蓝、山楂、大蒜、三七、天然冰片、植物油、山梨酸、蜂蜡。

【功能与主治】活血化瘀,行气止痛,消食化滞。用于气滞血瘀引起的胸痹,症见胸痛、胸闷、气短、心悸等;冠心病心绞痛、高脂血症、脑动脉硬化、中风、中风后遗症见上述证候者。

【用法与用量】口服。一次2～4粒,一日3次。

【禁忌】孕妇不宜用。

【注意事项】心力衰竭患者慎用。

【规格】每粒装0.4g。

【贮藏】密封。

血栓心脉宁胶囊

【处方】川芎、槐花、丹参、水蛭、毛冬青、人工牛黄、人工麝香、人参茎叶总皂苷、冰片、蟾酥。

【功能与主治】益气活血,开窍止痛。用于气虚血瘀所致的中风、胸痹,症见头晕目眩、半身不遂、胸闷心痛、心悸气短;缺血性中风恢复期、冠心病心绞痛见上述证候者。

【用法与用量】口服。一次4粒,一日3次。

【禁忌】孕妇不宜用。

【规格】每粒装0.5g。

【贮藏】密封。

灯盏花素片

【处方】 灯盏花素、淀粉、糊精。

【功能与主治】 活血化瘀，通络止痛。用于中风后遗症，冠心病，心绞痛属瘀血阻络证者。

【用法与用量】 口服。一次 2 片，一日 3 次；或遵医嘱。

【禁忌】 孕妇不宜用。

【注意事项】

1. 个别患者会出现皮肤瘙痒，停药后自行消失。

2. 不宜用于脑出血急性期或有出血倾向者。

【规格】 每片重 20mg。

【贮藏】 密闭，避光，置干燥处。

脉络宁注射液

【处方】 牛膝、玄参、石斛、金银花。

【功能与主治】 清热养阴，活血化瘀。用于血栓闭塞性脉管炎，静脉血栓形成，动脉硬化性闭塞症，脑血栓形成及后遗症等。

【用法与用量】 静脉滴注。一次 10 ~ 20ml（1 ~ 2 支），一日 1 次，用 5% 葡萄糖注射液或 0.9% 氯化钠注射液 250 ~ 500ml 稀释后使用，10 ~ 14 天为 1 个疗程，重症患者可连续使用 2 ~ 3 个疗程。

【禁忌】 孕妇不宜用。

【规格】 每支装 10ml。

【贮藏】 密闭。

华佗再造丸

【处方】 川芎、吴茱萸、冰片等。

【功能与主治】 活血化瘀，化痰通络，行气止痛。用于痰瘀阻络之中风恢复期和后遗症期，症见半身不遂、拘挛麻木、口眼歪斜、言语不清。

【用法与用量】 口服。一次 4 ~ 8g，一日 2 ~ 3 次；重症一次 8 ~ 16g；或遵医嘱。

【规格】 每瓶装 80g。

【贮藏】 密闭，置阴凉处。

（四）阴虚风动证常用中成药品种

杞菊地黄丸（胶囊、片）

【处方】 枸杞子、菊花、熟地黄、酒萸肉、牡丹皮、山药、茯苓、泽泻。

【功能与主治】 滋肾养肝。用于肝肾阴亏，眩晕耳鸣，羞明畏光，迎风流泪，视物昏花。

【用法与用量】

丸剂：口服。规格（1）大蜜丸，一次 1 丸，一日 2 次；规格（2）浓缩丸，一次 8 丸，一日 3 次；规格（3）水蜜丸，一次 6g，一日 2 次；规格（4）、(6) 小蜜丸，一次 9g，一日 2 次；规格（5）小蜜丸，一次 6g，一日 2 次。

胶囊：口服。一次 5 ~ 6 粒，一日 3 次。

片剂：口服。一次 3 ~ 4 片，一日 3 次。

【注意事项】

1．儿童及青年患者应去医院就诊。

2．脾胃虚寒，大便稀溏者慎用。

3．用药2周后症状未改善，应去医院就诊。

4．按照用法用量服用。

5．对本品过敏者禁用，过敏体质者慎用。

6．本品性状发生改变时禁止使用。

7．儿童必须在成人监护下使用。

8．请将本品放在儿童不能接触的地方。

9．如正在使用其他药品，使用本品前请咨询医师或药师。

【规格】

丸剂：（1）每丸重9g，（2）每8丸相当于原药材3g，（3）每袋装6g，（4）每袋装9g，（5）每瓶装60g，（6）每瓶装120g。

胶囊：每粒装0.3g。

片剂：片芯重0.3g。

【贮藏】密封。

大补阴丸

【处方】熟地黄、盐知母、盐黄柏、醋龟板、猪脊髓。

【功能与主治】滋阴降火。用于阴虚火旺，潮热盗汗，咳嗽咯血，耳鸣遗精。

【用法与用量】口服。水蜜丸一次6g，一日2～3次；大蜜丸一次1丸，一日2次；浓缩丸一次3g，一日2～3次。

【禁忌】

1．糖尿病患者不宜用。

2．孕妇不宜用。

【注意事项】

1．忌辛辣、生冷、油腻食物。

2．感冒患者不宜服用；虚寒性患者不适用，其表现为怕冷，手足凉，喜热饮。

3．本品宜饭前用开水或淡盐水送服。

4．高血压、心脏病、肝病、肾病等慢性病患者应在医师指导下服用。

5．服药2周症状无缓解，应去医院就诊。

6．对本品过敏者禁用，过敏体质者慎用。

7．本品性状发生改变时禁止使用。

8．儿童必须在成人监护下使用。

9．请将本品放在儿童不能接触的地方。

10．如正在使用其他药品，使用本品前请咨询医师或药师。

【规格】 水蜜丸，每丸重6g；大蜜丸，每丸重9g；浓缩丸，每袋装3g。

【贮藏】 密封。

六味地黄丸（软胶囊、胶囊、颗粒）

【处方】 熟地黄、酒萸肉、牡丹皮、山药、泽泻、茯苓。

【功能与主治】 滋阴补肾。用于肾阴亏损，头晕耳鸣，腰膝酸软，骨蒸潮热，盗汗遗精，消渴。

【用法与用量】

丸剂：口服。大蜜丸一次1丸，一日2次；水蜜丸一次6g，一日2次；浓缩丸一次8丸，一日3次。

软胶囊：口服。一次3粒，一日2次。

胶囊：口服。规格（1）一次1粒，规格（2）一次2粒，一日2次。

颗粒剂：开水冲服。一次5g，一日2次。

【注意事项】

1．忌辛辣食物。

2．不宜在服药期间服感冒药。

3．服药期间出现食欲不振、胃脘不适、大便稀、腹痛等症状时，应去医院就诊。

4．服药2周后症状未改善，应去医院就诊。

5．按照用法用量服用，孕妇、小儿应在医师指导下服用。

6．对本品过敏者禁用，过敏体质者慎用。

7．本品性状发生改变时禁止使用。

8．儿童必须在成人监护下使用。

9．请将本品放在儿童不能接触的地方。

10．如正在使用其他药品，使用本品前请咨询医师或药师。

【规格】

丸剂：大蜜丸，每丸重9g；水蜜丸，每丸重6g；浓缩丸，每8丸相当于原药材3g。

软胶囊：每粒装0.38g。

胶囊：每粒装（1）0.3g，（2）0.5g。

颗粒剂：每袋装5g。

【贮藏】密封。

（五）痰热内闭证（阳闭）常用中成药品种

安宫牛黄丸

【处方】牛黄、水牛角浓缩粉、麝香或人工麝香、珍珠、朱砂、雄黄、黄连、黄芩、栀子、郁金、冰片。

【功能与主治】清热解毒，镇惊开窍。用于热病，邪入心包，高热惊厥，神昏谵语；中风昏迷及脑炎、脑膜炎、中毒性脑病、脑出血、败血症见上述证候者。

【用法与用量】口服。规格（1）大蜜丸，一次2丸，一日1次；小儿3岁以内一次1/2丸，4～6岁一次1丸，一日1次；或遵医嘱。规格（2）大蜜丸，一次1丸，一日1次；小儿3岁以内一次1/4丸，4～6岁一次1/2丸，一日1次；或遵医嘱。

【禁忌】

1．孕妇不宜用。

2．肝肾功能不全、造血系统疾病及哺乳期妇女不宜用。

【注意事项】

1．本品为热闭神昏所设，寒闭神昏不得使用。

2．本品处方中含麝香，芳香走窜，有损胎气，孕妇慎用。

3．服药期间饮食宜清淡，忌食辛辣、油腻之品，以免助火生痰。

4．本品处方中含朱砂、雄黄，不宜过量久服，肝肾功能不全者慎用。

5．在治疗过程中如出现肢寒畏冷，面色苍白，冷汗不止，脉微欲绝，由闭证变为脱证时，应立即停药。

6．高热神昏、中风昏迷等口服本品困难者，当鼻饲给药。

7．孕妇及哺乳期妇女、儿童、老年人使用本品应遵医嘱。

8．过敏体质者慎用。

9．儿童必须在成人的监护下使用。

10．如正在服用其他药品，使用本品前请咨询医师。

11．服用前应除去蜡皮、塑料球壳及玻璃纸，本品不可整丸吞服。

【规格】 每丸重（1）1.5g，（2）3g。

【贮藏】 密封。

【药理毒理】 本品具有脑出血、脑缺血后脑保护作用，亦有抗感染及退热作用。

·脑出血后脑保护作用 能够减少大鼠脑出血急性期脑组织中一氧化氮（NO）含量，明显降低一氧化氮合酶（NOS）活性，对脑出血急性期的大脑具有保护作用[1]。采用自体股动脉注入尾状核致大鼠脑出血模型进行研究，显示安宫牛黄丸能有效地抑制大鼠脑出血后脑组织基质金属蛋白酶-9（MMP-9）表达，同时能改善大鼠神经功能障碍，明显降低脑出血后脑含水量，减轻脑水肿[2-3]，有效地降低大鼠脑出血后肿瘤坏死因子（TNF-α）的表达，抑制脑出血后的炎症反应[4]。

·脑缺血后脑保护作用 采用线拴法建立大鼠局灶性脑缺血大鼠脑损伤模型进行研究，发现安宫牛黄丸可以改善全血黏度，血浆黏度；明显提高血小板聚集率、红细胞聚集指数等[5-6]。通过Feeney法建立闭合性脑损伤模型，发现安宫牛黄丸可以明显减轻脑水肿，改善脑缺血缺氧状态，保护血脑屏障，从而修复受损的神经系统[7-8]。

· **抗感染、退热作用** 采用大鼠尾静脉注射细菌内毒素（LPS，16mg/kg）诱发脑损伤模型。安宫牛黄丸连续治疗3d，对LPS脑损伤大鼠皮层脑电图以及皮层单胺类递质均有一定的影响。采用SD大鼠外伤性脑水肿模型进行研究，发现安宫牛黄丸能显著增高脑外伤后热休克蛋白mRNA表达，抑制脑组织一氧化氮合成酶活性，降低模型大鼠血清肿瘤坏死因子和白介素水平，并由此推测安宫牛黄丸可能通过诱导热休克蛋白表达，抑制炎症介质释放而产生脑保护作用[9-12]。

· **毒理** 采用相当于临床用量6倍的安宫牛黄丸（3g/kg）及相等含量的朱砂和雄黄与亚砷酸钠（相当于雄黄砷含量的1/10）和氯化汞（相当于朱砂汞含量的1/20）小鼠灌胃8h后，观察到氯化汞和亚砷酸钠无论在肝肾功能的损害、肝肾的病理变化、肝肾的砷汞蓄积，还是对金属敏感基因（如金属硫蛋白，MT-1）的诱导上，都要比朱砂、雄黄和安宫牛黄丸所致变化严重得多，提示朱砂、雄黄和安宫牛黄丸的毒性不能与常见汞、砷化合物相提并论。之后的相关研究表明甲基汞和氯化汞对小鼠肝毒性远远高于朱砂和安宫牛黄丸[13-15]。

【临床报道】在常规综合抢救治疗的基础上，加用安宫牛黄丸治疗54例急性脑中风患者，对照组20例，用药后在控制体温方面显示，治疗组的总有效率88.2%，明显高于对照组45%（$P < 0.01$）[16]。

【不良反应】安宫牛黄丸中含有朱砂，朱砂主要成分为硫化汞（mercuric sulfide），其含量比例不同，大致为含汞86.2%，硫13.8%，对于单味朱砂或含有朱砂成分的中成药，不宜超量或持久服用，尤其肝、肾功能不正常者，更不宜服用，以免造成汞中毒而加重病情，出现中毒症状者应及时送医院救治，以免发生意外[17]。

【参考文献】

[1] 杨文清，任玉录，郭克锋，等.安宫牛黄丸对急性脑出血大鼠脑组织中一氧化氮合酶及单胺类神经递质的影响[J].中国中医急症，2009，18（1）：83.

[2] 殷妮娜，孟运莲，王秋桂.安宫牛黄丸对大鼠脑出血后血肿周围脑组织含水量的影响[J].咸宁学院学报（医学版），2007，21（3）：196.

[3] 殷妮娜，王秋桂，甘云波，等.安宫牛黄丸对大鼠脑出血后 MMP-9 表达的影响[J].咸宁学院学报（医学版），2010，24（1）：1.

[4] 殷妮娜.安宫牛黄丸对大鼠脑出血后 TNF-α 表达的影响[J].咸宁学院学报（医学版），2011，25（1）：12.

[5] 刘宗涛，沙地克·沙吾提，李继彬.安宫牛黄丸对实验性大鼠脑缺血的保护作用[J].中西医结合心脑血管病杂志，2011，9（6）：710.

[6] 刘宗涛，刘江，李继斌.安宫牛黄丸对实验性大鼠脑缺血模型的影响[J].中国实验方剂学杂志，2011，17（23）：188.

[7] 谢裕华，朱温锐.安宫牛黄丸对脑外伤后血脑屏障损伤及脑水肿作用机制的研究[J].国际医药卫生导报，2010，16（17）：2077.

[8] 徐震，黄李法，戴亚光，等.安宫牛黄丸对脑外伤大鼠脑内载脂蛋白 E 合成的调节[J].浙江中医药大学学报，2010，34（4）：487.

[9] 朱坤杰，孙建宁，张硕峰，等.安宫牛黄丸及重金属组分对内毒素脑损伤大鼠脑电图的影响[J].中成药，2008，30（2）：178.

[10] 朱坤杰，孙建宁，马长华，等.安宫牛黄丸及重金属组分对内毒素脑损伤大鼠大脑皮层单胺类递质的影响[J].中国中药杂志，2007，32（10）：949-953.

[11] 汤毅珊，林璞粤，欧卫平，等.安宫牛黄散的朱砂雄黄对感染性脑水肿大鼠乳酸脱氢酶及其同功酶的影响[J].中国中西医结合杂志，2005，25（5）：436-440.

[12] 林璞粤，汤毅珊，王宁生.安宫牛黄散中朱砂雄黄对外伤性脑水肿大鼠热休克蛋白、一氧化氮和炎症细胞因子的影响[J].中药材，2006，29（5）：458-461.

[13] Lu YF，Yan JW，Wu Q，et al.Realgar and cinnabar containing An Gong Niu Huang Wan（AGNH）is much less acutely toxic than sodium arsenite and mercuric chloride[J].Chem Biol Interact，2011，189（1-2）：134-140.

[14] Lu YF，Wu Q，Yan JW，et al.Realgar，cinnabar and An Gong Niu Huang Wan are much less chronically nephrotoxic than common arsenicals and mercurial[J].Exp Biol Med（May wood），2011，236（2）：233-239.

[15] Lu YF，Wu Q，Liang SX，et al.Comparasion of hepatotoxic effects of methylmercury，mercuric chloride with cinnabar and cinnabar containing An Gong Niu Huang Wan[J].International the Journal of toxicology，2011，In press.

[16] 邢峰丽，李青，张伟，等.安宫牛黄丸治疗脑中风34例

临床观察 [J]. 河北中医，2005，27（1）：13.

[17] 叶祖光，王智民，王跃生. 安宫牛黄丸中朱砂和雄黄的药理作用特点与安全评价研究 [J]．医学研究通讯，2005，9（34）：35.

安脑丸（片）

【处方】 人工牛黄、猪胆汁粉、朱砂、冰片、水牛角浓缩粉、珍珠、黄芩、黄连、栀子、雄黄、郁金、石膏、赭石、珍珠母、薄荷脑。

【功能与主治】 清热解毒，醒脑安神，豁痰开窍，镇惊熄风。用于高热神昏、烦躁谵语、抽搐惊厥、中风窍闭、头痛眩晕；高血压、脑中风见上述证候者。

【用法与用量】

丸剂：口服。规格（1）大蜜丸，一次1～2丸，规格（2）小蜜丸，一次3～6g，一日2次；或遵医嘱，小儿酌减。

片剂：口服。一次4片，一日2～3次；或遵医嘱，小儿酌减。

【规格】

丸剂：（1）每丸重3g，（2）每11丸重3g。

片剂：薄膜衣片，每片重0.5g。

【贮藏】 密闭，防潮。

【药理毒理】 安脑丸具有解热抗炎、抗血栓形成的作用[1]。

【参考文献】

[1] 崔巍，王新波，徐世杰. 安脑丸的药效学研究 [J]. 中国中医药信息杂志，1999，6（8）：26-27.

清开灵注射液

【处方】 胆酸、珍珠母（粉）、猪去氧胆酸、栀子、水牛角（粉）、板蓝根、黄芩苷、金银花。

【功能与主治】 清热解毒，化痰通络，醒神开窍。用于热病，神昏，中风偏瘫，神志不清；急性肝炎、上呼吸道感染、肺炎、脑血栓形成、脑出血见上述证候者。

【用法与用量】 肌内注射：一日2～4ml；重症患者静脉滴注：一日20～40ml，以10%葡萄糖注射液200ml或0.9%氯化钠注射液100ml稀释后使用。

【禁忌】

1．孕妇禁用。

2．对本品过敏或有严重不良反应病史者禁用。

【注意事项】

1．有表证恶寒发热者和药物过敏史者慎用。

2．如出现过敏反应及时停药并做脱敏处理。

3．本品产生沉淀或浑浊时不得使用。如经10%葡萄糖或0.9%氯化钠注射液稀释后，出现浑浊亦不得使用。

4．药物配伍：到目前为止，已确认清开灵注射液不能与硫酸庆大霉素、青霉素G钾、肾上腺素、阿拉明、乳糖酸红霉素、多巴胺、山梗菜碱、硫酸美芬丁胺等药物配伍使用。

5．清开灵注射液稀释以后，必须在4h以内用完。

6．输液速度：注意滴速勿快，儿童以20～40滴/min为宜，成年人以40～60滴/min为宜。

7．除按用法用量中说明使用以外，还可用5%葡萄糖注射液按每 10ml 药液加入 100ml 溶液稀释后使用。

8．本品不能与其他药物在同一容器内混合使用。

9．本品是纯中药制剂，保存不当可能影响产品质量。发现药液出现浑浊、沉淀、变色或瓶身有漏气、裂纹等现象时不能使用。

10．用药过程中，应密切观察用药反应，特别是开始 30 分钟，发现异常应立即停药。

11．对老人、儿童、肝肾功能异常患者等特殊人群和初次使用的患者应慎重使用，加强监测。不可长期连续用药。

【规格】 每支装（1）2ml，（2）10ml。

【贮藏】 密闭。

【药理毒理】 清开灵注射液主要有抗炎，解热，保护肝脏，改善脑循环，抗凝促溶，促进脑坏死组织吸收等作用。

· **抗炎及免疫调节作用** 注射用清开灵冻干粉能显著减轻二甲苯所致小鼠耳郭肿胀并且有效对抗角叉菜胶所致大鼠足肿胀，显著增强巨噬细胞吞噬能力，具有显著的抗炎和免疫增强作用[1]。

· **清热解毒作用** 内毒素诱导家兔热瘀证病理模型，用数字温度计观察清开灵对发热家兔体温的影响通过抑制发热家兔致热性细胞因子的释放和调节血液中纤溶和促凝物质的活性达到清热化瘀作用[2]。

· **保肝作用** 清开灵能抑制肝细胞脂质过氧化物（LPO）的生成，抑制内毒素所致肝细胞脂质过氧化物损伤，有效地保护肝细胞[3]。经对实验性肝损伤大鼠影响的观察发现，清开灵具有清除肝内代谢产物、清除炎症、修复损害细胞作用[4]。

· **改善脑循环** 清开灵通过抑制脑匀浆过氧化脂质（LPO）的生成，阻止和减少自由基对脑组织细胞不饱和脂肪酸的连锁氧化反应的进行，从而保护脑组织细胞的结构和功能[5]。并可通过增加脑内 P 物质（SP 神经肽）含量以扩张脑血管、增加脑血流、减轻脑水肿、改善脑局部缺血缺氧状态，激活单核－巨噬系统、加速对坏死组织的吞噬吸收作用，促进脑组织的修复[6]。

· **抗凝促溶作用**　能改善血液流变性、降低血浆黏度、减少血小板聚集、抑制血栓形成[7]，从而扩张组织血管、疏通微循环、改善局部缺血缺氧、缩小梗死面积、拮抗自由基、活化组织细胞、恢复受损组织功能。

【临床报道】以 120 例急性脑血管病为研究对象，将入选病例随机分为清开灵注射液治疗组（治疗组）和常规药物治疗组（对照组），在应用常规对症治疗药物基础上，治疗组予生理盐水内加清开灵注射液 40ml 静点。治疗后 15 天临床疗效比较结果显示：治疗组有效率 93.3%，对照组有效率 66.7%[8]。

【不良反应】有发热、呼吸急促、抽搐、头疼、休克等不良反应[9]。

【参考文献】

[1] 李莉，李东，黄继华 . 注射用清开灵冻干粉抗炎及免疫调节作用研究 [J]. 中药药理与临床，2008，24（5）：59-60.

[2] 蒋玉凤，刘智勤，汪芸 . 清开灵注射液对内毒素性发热家兔清热化瘀作用的研究 [J]. 北京中医药大学学报，2006，29（8）：537-541.

[3] 朱陵群，黄启福，王鸣川 . 清开灵抗内毒素所致肝细胞脂质过氧化损伤的研究 [J]. 北京中医药大学学报，1996，19（4）：32.

[4] 齐治家，钱家骏，乔亭泽，等 . 清开灵注射液对实验性肝损伤保护作用的生物化学初步研究 [J]. 中医杂志，1981，（5）：389.

[5] 李黎斌．清开灵对家兔脑匀浆（体外）生成脂质过氧化物的影响 [J]．北京中医药大学学报，1993，16（1）：17.

[6] 白丽敏，孙红梅，朱培纯，等．清开灵注射液对实验性脑出血大鼠脑内 P 物质的影响 [J]．北京中医药大学学报，1996，19（6）：67.

[7] 李锡东，兰学惠．加用清开灵和复方丹参注射液治疗重症肺原性心脏病疗效观察 [J]．中西医结合实用临床急救，1997，4（1）：21.

[8] 刘清，张谦，郑世文．清开灵注射液治疗急性脑血管病60例临床观察 [J]．中医药学刊，2006，22（6）：1131.

[9] 周永良，陈红梅，陆红．清开灵注射剂不良反应文献系统评价 [J]．药事组织，2007，16（24）：50-51.

醒脑静注射液

【处方】麝香、郁金、冰片、栀子。

【功能与主治】清热解毒，凉血活血，开窍醒脑。用于气血逆乱、脑脉瘀阻所致中风昏迷，偏瘫口㖞；外伤头痛，神志昏迷；酒毒攻心，头痛呕恶，昏迷抽搐。脑栓塞、脑出血急性期、颅脑外伤，急性酒精中毒见上述证候者。

【用法与用量】肌内注射：一次 2 ~ 4ml，一日 1 ~ 2次；静脉滴注：一次 10 ~ 20ml，用5% ~ 10% 葡萄糖注射液或0.9%氯化钠注射液 250 ~ 500ml 稀释后滴注；或遵医嘱。

【禁忌】孕妇不宜用。

【注意事项】

1．对本品过敏者慎用。

2．出现过敏症状时，应立即停药，必要时给予对症处理。

3．运动员慎用。

4．本品为芳香性药物，开启后应立即使用，防止挥发。

【规格】每支装（1）2ml，（2）5ml，（3）10ml。

【贮藏】密封，避光保存。

【药理毒理】本品能够透过血脑屏障，直接作用于中枢神经系统，能有效降低血脑屏障通透性，起到调节中枢神经、保护大脑、减轻脑水肿和改善微循环等作用，同时还具有兴奋中枢、解热、镇痛、抑菌、抗炎、保肝等作用。

·**中枢神经系统的调节作用**　醒脑静对昏迷患者有明显的苏醒作用。基础研究表明，小剂量醒脑静注射液可明显增加小鼠的自由活动次数，能拮抗戊巴比妥钠诱导小鼠的睡眠时间，提高中枢兴奋药士的宁所致小鼠的惊厥死亡率，拮抗吗啡的呼吸抑制作用；而大剂量能减少小鼠的自由活动次数，拮抗士的宁所致小鼠惊厥、抑制小鼠电惊厥的发生率。醒脑静注射液对中枢神经系统具有小剂量兴奋、大剂量抑制的作用，这种作用与有效成分麝香酮有关，研究表明麝香酮还具有抑制血管通透性的作用，对小鼠常压缺氧有明显的对抗作用，能显著延长其存活时间[1-5]。

·**脑保护作用**　醒脑静能增加大脑对各种脑损伤因子的耐受性，促进大脑的修复。主要作用途径为：①抑制兴奋毒性。醒脑静治疗组 NMDA 受体数量和神经功能缺损评分明显低于对照组，对局灶性脑缺血大鼠具有明确的神经保护作用，其机制可能与拮抗兴奋性氨基酸受体表达上调有关[6]。②抑制氧自由基（OFR）产生和过氧化反应作用。研究发现醒脑静注射液是一种很好的 OFR 清除剂，尤其对 OH^- 的清除作用最强[7]。③抑制炎性因子与血管内皮素的表达。醒脑静可拮抗炎性细胞因子及黏附分子，抑制 TNF、IL-1β、IL-6 等细胞因子介导的炎性反应，并可以通过调节体内血管舒张因子、内皮素、超氧化物歧化酶、血栓烷素、前列腺素等水平发挥保护脑皮质超微结构的作用[8]。④抑制病理性凋亡基因与蛋白表达。醒脑静注射液可降低 Bax 表达，增加 Bcl-2 的表达，从而影响凋亡过程，保护脑组织。醒脑静注射液的作用一般从损伤后 1d 开始，3d 以后逐渐达到高峰[9]。

·**减轻脑水肿**　麝香配伍冰片可有效降低脑缺血再灌注后脑含水量及血脑屏障的通透性，对血脑屏障结构具有一定的保护作用[10]。冰片不仅能够提高血脑屏障的通透性，也能降低病理性开放的血脑屏障通透性，减少血脑屏障损伤，尽可能维持、稳定、修复损伤的血脑屏障，保持内环境的稳定，进而减少脑组织的损伤[11]。

·**改善脑微循环**　实验表明醒脑静能降低全血比黏度，血浆比黏度，血栓长度、湿质量、干质量，红细胞电泳时间，而且与其他改善循环、降纤药合用效果更好[12]。

·**兴奋中枢、解热、镇痛、抑菌、抗炎、保肝**　通过观察醒脑静注射液对小鼠耳郭肿胀、扭体、睡眠时间的影响，对四氯化碳致肝脏损伤大鼠 AST、ALT 水平的影响，对细菌内毒素致热家兔体温的影响，对 8 种标准菌株的抑菌效果进行了药效学研究，结果表明：醒脑静注射液能明显缩短戊巴比妥钠致小鼠睡眠时间，抑制二甲苯致小鼠耳郭肿胀，减少冰醋酸致小鼠扭体次数，明显抑制细菌内毒素致家兔体温升高，对实验菌株有不同程度的抑制效果，能降低四氯化碳致肝脏损伤大鼠的 AST、ALT 水平[13]。

【临床报道】对 1997-2001 年应用醒脑静注射液治疗脑梗死

13 个随机对照实验（1203 例患者）进行 Meta 分析，结果显示：有 2 个研究比较醒脑静组与丹参的病死率，结果均显示有显著性差异（RR= 0.31，95%CI（0.14，0.70））；与丹参比较的 4 个研究中醒脑静组总有效率有显著性差异（RR=1.26，95%CI（1.12，1.42））；与丹参比较的 4 个研究中醒脑静组神经功能缺损评分前后变化值有显著性差异（WMD=3.78，95%CI（2.30，5.26））[14]。

【不良反应】不良反应包括变态反应、循环系统反应、呼吸系统反应、神经系统反应及消化系统反应[15]。

·**变态反应**　皮疹、红斑、瘙痒、发热、口唇肿胀、咽喉发痒。

·**循环系统反应**　头晕头痛、胸闷、憋气、血压升高、心悸。

·**呼吸系统反应**　呼吸急促、呼吸困难、端坐呼吸。

·**神经系统反应**　烦躁、畏寒、大汗、四肢麻木、手肌张力增高、精神异常。

·**消化系统反应**　恶心。

【参考文献】

[1] 杨秀露，龚跃新．醒脑静注射液的药理作用研究 [J]．中国药房，1993，4（1）：18-19．

[2] 郝吉福，程怡．麝香的药理学研究概况 [J]．时珍国医国药，2004，15（4）：248-249．

[3] 陈文垲，黄玉芳，王海东．麝香"归经入脑"的实验研究 [J]．中西医结合学报，2004，2（4）：288-291．

[4] 刘卫平，易声禹，章翔，等．大鼠急性颅脑损伤后早期微血管改变的形态研究 [J]．中华神经外科杂志，1996，12（1）：46-47．

[5] 刘德福，刘强，孙以林．麝香冰片促进雪旺细胞生长作用

的研究 [J]. 哈尔滨医科大学学报，1986，20（4）：6-9.

[6] 沈思钰，傅晓东，陈伟华，等. 醒脑静对脑缺血大鼠神经保护作用与氨基酸受体表达的关系 [J]. 中国临床康复，2004，8（4）：686.

[7] 傅强，崔华雷，孙中吉，等. 醒脑静注射液对脑缺血再灌注诱导的脑神经细胞凋亡防治作用的实验研究 [J]. 中国中西医结合急救杂志，2000，7（3）：144-146.

[8] 陈寿权，王万铁，王明山，等. 醒脑静对家兔脑缺血再灌流时 TNF、IL-1、IL-6 水平及脑超微结构影响的实验研究 [J]. 中国急救医学，2000，20（11）：637-639.

[9] 戴永建，戢翰升. 醒脑静注射液对大鼠脑损伤后细胞凋亡及相关蛋白表达的影响 [J]. 中国临床神经外科杂志，2006，11（9）：551-553.

[10] 刘亚敏，夏鑫华，赵光锋，等. 麝香配伍冰片对局灶性脑缺血再灌注大鼠脑含水量及血脑屏障通透性的影响 [J]. 广州中医药大学学报，2007，24（6）：498-501.

[11] 赵保胜，徐勤，宓穗卿. 冰片促血脑屏障开放与病理性开放的比较 [J]. 中药新药与临床药理，2002，13（5）：287-288.

[12] 李爱民. 醒脑静注射液治疗缺血性脑血管病疗效观察 [J]. 中西医结合心脑血管病杂志，2007，5（7）：593-594.

[13] 张路晗，向金莲，程睿，等. 醒脑静注射液的药效学研究 [J]. 华西药学杂志，2001，16（6）：429-431.

[14] 许风雷，高丽霞，吴泰相，等. 醒脑静注射液治疗脑梗塞临床疗效及安全性随机对照实验的系统评价 [J]. 中国循证医学杂志，2005，5（7）：549-554.

[15] 谢俊大.醒脑静注射液致药物不良反应 15 例文献分析 [J].中国药师，2007，10（9）：902-904.

局方至宝丸

【处方】水牛角浓缩粉、人工牛黄、玳瑁粉、琥珀粉、人工麝香、安息香、朱砂、雄黄、冰片。

【功能与主治】清热解毒，开窍镇惊。用于温邪入里，逆传心包引起的高热痉厥，烦躁不安，神昏谵语，小儿急热惊风。

【用法与用量】口服。一次 1 丸；小儿遵医嘱。

【禁忌】孕妇不宜用。

【注意事项】

1．运动员慎用。

2．服用前应除去蜡皮、塑料球壳；本品可嚼服，也可分份吞服。

【规格】大蜜丸，每丸重 3g。

【贮藏】密封。

礞石滚痰丸

【处方】金礞石（煅）、沉香、黄芩、熟大黄。

【功能与主治】逐痰降火。用于痰火扰心所致的癫狂惊悸，或喘咳痰稠、大便秘结。

【用法与用量】口服。一次 6 ~ 12g，一日 1 次。

【禁忌】孕妇不宜用。

【注意事项】

1．非痰热实证，体虚及小儿虚寒成惊者忌用。

2．癫狂重症患者，需在专业医师指导下配合其他治疗方法。

3．本品含礞石、熟大黄等重坠泻下之品，孕妇禁用。

4．忌食辛辣、油腻食物。

5．药性峻猛，易耗损气血，须病除即止，切勿久服过量。

【规格】水丸，每袋（瓶）装6g。

【贮藏】密封。

牛黄清心丸

【处方】牛黄、当归、川芎、甘草、山药、黄芩、苦杏仁（炒）、大豆黄卷、大枣、炒白术、茯苓、桔梗、防风、柴胡、阿胶、干姜、白芍、人参、六神曲（炒）、肉桂、麦冬、白蔹、蒲黄（炒）、人工麝香、冰片、水牛角浓缩粉、羚羊角、朱砂、雄黄。

【功能与主治】清心化痰，镇惊祛风。用于风痰阻窍所致的头晕目眩、痰涎壅盛、神志混乱、言语不清及惊风抽搐、癫痫。

【用法与用量】口服。大蜜丸一次1丸，水丸一次1.6g，一日1次。

【禁忌】孕妇不宜用。

【注意事项】

1．本品处方中含朱砂、雄黄，不宜过量久服，肝肾功能不全者慎用。

2．服用前应除去蜡皮、塑料球壳；本品可嚼服，也可分份吞服。

【规格】大蜜丸，每丸重3g；水丸，每20粒重1.6g。

【贮藏】密封。

（六）痰蒙清窍证（阴闭）常用中成药品种

苏合香丸

【处方】苏合香、安息香、冰片、水牛角浓缩粉、人工麝香、白檀香、沉香、丁香、香附、青木香、乳香（制）、荜茇、白术、诃子肉、朱砂。

【功能与主治】芳香开窍，行气止痛。用于痰迷心窍所致的痰厥昏迷、中风偏瘫、肢体不利，以及中暑、心胃气痛。

【用法与用量】口服。规格（1）水蜜丸，一次1丸；规格（2）大蜜丸，一次1丸，一日1～2次。

【禁忌】孕妇不宜用。

【注意事项】

1. 服用前应除去蜡皮、塑料球壳；本品可嚼服，也可分份吞服。

2. 发热，口渴，胸腹灼热，面红，便秘，尿黄，舌红苔黄而干；或面红身热，气粗口臭，躁扰不宁，苔黄腻；或目合口开，鼻鼾息微，手撒肢软，二便失禁，汗出肢冷者不宜服用。

3. 本品不宜久服。

4. 对中风昏迷者，应鼻饲给药。

5. 忌辛辣、油腻食物。

【规格】每丸重（1）2.4g，（2）3g。

【贮藏】密封。

醒脑静注射液

参见本病"痰热内闭证（阳闭）常用中成药品种"。

（七）元气败脱证（脱证）常用中成药品种

生脉注射液

【处方】红参、麦冬、五味子。

【功能与主治】益气养阴，复脉固脱。用于气阴两亏，脉虚欲脱的心悸、气短、四肢厥冷、汗出、脉欲绝及心肌梗死、心源性休克、感染性休克等具有上述证候者。

【用法与用量】肌内注射：一次 2～4ml，一日 1～2 次；静脉滴注：一次 20～60ml，用 5% 葡萄糖注射液 250～500ml 稀释后使用；或遵医嘱。

【禁忌】

1．对本品有过敏或严重不良反应病史者不宜用。

2．新生儿、婴幼儿不宜用。

3．本品不宜与中药藜芦或五灵脂同时使用。

【注意事项】

1．医护人员应在用药前仔细询问患者的过敏史，对使用该药品曾发生过不良反应的患者、过敏体质的患者（包括对其他药品易产生过敏反应的患者）禁用。

2．临床使用应辨证用药，严格按照药品说明书规定的功能主治使用，禁止超出功能主治用药。

3．本品应单独使用，不宜与其他药品混合、配合使用。谨慎联合用药，如确需联合使用其他药品时，应谨慎考虑与本品的间隔时间以及药品相互作用等问题。

4．医护人员应严格按照说明书规定用量用药，不得超剂量、高浓度应用；儿童、老人应按年龄或体质情况酌情减量；本品稀释前温度应达到室温并现配现用。

5．本品使用前必须对光检查，发现药液出现混浊、沉淀或瓶身有漏气、裂纹等现象时不得使用。如经 5% 葡萄糖注射液稀释后，出现混浊亦不得使用。

6．严格控制滴速，一般控制在 40 ～ 50 滴 /min，耐受者方可逐步提高滴速，不宜超过 60 滴 /min。

7．加强用药监护。用药过程中，应密切观察用药反应，特别是开始 30min。如发现异常，立即停药，并采用积极救治措施。

【规格】每支装（1）10ml，（2）20ml。

【贮藏】密封，避光，置阴凉处。

【药理毒理】本品主要有耐缺氧、改善微循环、抗炎、提高细胞免疫功能、改善呼吸功能的作用。

·**耐缺氧作用**　本品能显著延长小鼠常压缺氧及异丙肾上腺素缺氧的存活空间[1]。在非缺氧的条件下，可增加正常人血红蛋白 2，3-DPG 浓度，提高 PaO_2、SaO_2，从而提高红细胞的摄氧和放氧能力[2]。

·**改善微循环**　本品有抑制体外血栓、抑制外源性及内源性凝血系统、促进纤溶功能的作用[3]。

·**抗炎作用**　本品能显著提高实验动物及人体内源性糖皮质激素水平[4]。

·**提高细胞免疫功能**　本品能明显增加机体的巨噬细胞系统的吞噬功能，抑制 IgE 介导的体液免疫，使机体免疫功能处于相对激活状态[5]。

·**改善呼吸功能**　生脉注射液可改善肌细胞的物质能量代谢，

增加膈肌横截面积，使膈肌收缩力增强，从而改善呼吸功能[6]。

【临床报道】 将112例老年脑梗死患者分为治疗组（56例）和对照组（56例），对照组采用常规治疗，治疗组在常规治疗基础上加用生脉注射液，于治疗前后观察临床疗效并检测血液流变学和血流动力学参数。结果：两组总有效率，治疗组为89.3%，对照组为69.6%，差异有显著性（$P < 0.05$）。治疗组总显效率58.9%，明显高于对照组总显效率32.1%（$P < 0.01$）[7]。

【不良反应】 本品有过敏性皮疹、腹胀、低血压、心动过速、角膜水肿、药物热等不良反应的个案报道[8-13]。

【参考文献】

[1] 白音夫，邓丽嘉，李锐峰，等 . 生脉注射液酒沉物的药理作用 [J]. 内蒙古药学，1986，（4）：44.

[2] 廖家桢 . 生脉散对红细胞2，3—二磷酸甘油酸作用初步研究 [J]. 中国药理与临床，1986，（2）：25.

[3] 许青媛，王惠成，刘旺轩 . 生脉注射液对家兔体外血栓形成与凝血系统功能的影响 [J]. 中西医结合杂志，1986，（7）：428.

[4] 楚延，潘定彬，唐学农，等 . 生脉注射液对内源性糖皮质激素水平的影响 [J]. 中成药研究，1983，（10）：25.

[5] 楚延，潘定彬，杨幼琪 . 生脉注射液的抗炎作用及对免疫功能的影响 [J]. 药学通报，1984，（7）：23.

[6] 高凌，穆魁评，林志彬 . 肺气肿与膈肌疲劳的关系及药物对其影响的实验研究 [J]. 中华医学杂志，1992，30（3）：147-150.

[7] 易玉新，杨宇，屈晓冰 . 生脉注射液治疗老年脑梗死临床疗效及作用机制探讨 [J]. 中国中西医结合杂志，2003，23（1）：10-12.

[8] 金岚兰 . 生脉注射液引致过敏性红斑1例 [J]. 新疆中医药，

1997，15（2）：50.

[9] 周小琳，杨运清.大量生脉注射液致严重腹胀4例[J].国医论坛，1996，11（2）：36.

[10] 吴春华.生脉注射液引起低血压1例[J].中成药，1997，19（11）：49.

[11] 赵新力，李建远，王勇.生脉注射液诱发多形性室性心动过速一例[J].中华心血管病杂志，1995，23（4）：295.

[12] 汪培芳.生脉注射液致角膜水肿1例[J].中国中医急症，2002，11（5）：416.

[13] 陈巧瑞，何香莹.生脉注射液致药物热1例[J].广州药学，2001，11（3）：35.

参麦注射液

【处方】 红参、麦冬。

【功能与主治】 益气固脱，养阴生津，生脉。用于治疗气阴两虚型之休克、冠心病、病毒性心肌炎、慢性肺心病、粒细胞减少症。能提高肿瘤患者的免疫功能，与化疗药物合用时，有一定的增效作用，并能减少化疗药物所引起的毒副反应。

【用法与用量】 肌内注射：一次2～4ml，一日1次；静脉滴注：一次20～100ml（用5％葡萄糖注射液250～500ml稀释后应用）；或遵医嘱，规格（3）、（4）也可直接滴注。

【禁忌】

1．对本品有过敏反应或严重不良反应病史者不宜用。

2．新生儿、婴幼儿不宜用。

【注意事项】

1．本品含有皂苷，不要与其他药物同时滴注。

2．阴盛阳衰者不宜用。

3．该药用量过大或应用不当，可引起心动过速、晕厥等症。

4．本品是纯中药制剂，保存不当可能影响产品质量。使用前对光检查，发现药液出现浑浊、沉淀、变色或瓶身有漏气、裂纹等现象时不能使用。本品含有皂苷，晃动后产生泡沫为正常现象，并不影响疗效，如经葡萄糖注射液稀释后，出现浑浊亦不得使用。

5．临床应用时务必加强用药监护，并严格按照本品功能主治范围使用。

6．严禁与其他药物混合配伍应用，尤其不能与抗生素类药物混合应用。参麦注射液与其他药物交互使用时应间隔 6h 以上。

7．静脉滴注时，剂量不宜过大，速度不宜过快。

8．对老人、儿童、肝肾功能异常患者等特殊人群和初次使用的患者应慎重使用，不可长期连续用药。

【规格】（1）每支装 10ml，（2）每支装 20ml，（3）每瓶装 50ml，（4）每瓶装 100ml。

【贮藏】密封，遮光。

【药理毒理】参麦注射液具有强心降压、抗心律失常、预防心肌纤维化、抑制炎症反应、减少心肌耗氧量、保护膈肌、去除氧自由基、抗肿瘤等药理作用。

·**强心** 大鼠心肌梗死后，参麦注射液具有明显降低血液和局部心肌组织中心房钠尿肽（ANP）、血管紧张素Ⅱ（Ang Ⅱ）的作用[1]。

·**抗心律失常** 通过结扎／松解 Wistar 大鼠左冠状动脉前降

支复制模型，发现参麦注射液预处理具有保护内源性抗氧化酶 SOD 的活力，减轻心肌细胞膜脂质过氧化的损伤，抑制心肌细胞内 CK 外漏，明显改善再灌注损伤心肌的预后[2]。

·对心肌损伤的保护作用 缺氧家兔心肺复苏后 cTnT 明显升高，参麦注射液对血清 cTnT 升高无明显抑制作用，但对心肌组织内 cTnT 的脱失有明显抑制作用，说明参麦注射液对心肌损伤有一定的保护作用[3]。

·预防心肌纤维化作用 应用腹主动脉缩窄大鼠模型研究发现，模型组 p38MAPK、JNK 蛋白表达明显增强，说明参麦注射液能够逆转心肌重塑，改善心功能[4]。

·清除自由基 参麦注射液可通过清除自由基，抗脂质过氧化，增加钙内流，明显改善糖尿病大鼠膈肌的功能[5]。

·对炎症综合征和多器官功能失常的保护作用 本品可下调 Toll 样受体 2（TLR2）、Toll 样受体 4（TLR4）mRNA 表达，以及上调 I-κBα mRNA 的表达，调节 NF-κB 信号转导途径，抑制由此引起的炎症反应而对机体细胞起保护作用[6-7]。

·抗肿瘤作用 本品可抑制基质金属蛋白酶 -2（MMP-2）和增强金属蛋白酶组织抑制因子 -1（TIMP-1）的表达，使得肿瘤浸润和转移的速度减慢，进而抑制肿瘤的生长[8-9]。

·急性毒性及亚急性毒性 小鼠静注本品的 LD50 为 23.42g/kg。家兔日静注 10% 的参麦注射液 10ml/kg，连续 15 日，动物体重、血象、肝肾功能和心电图均未见异常。

【临床报道】应用参麦注射液治疗老年缺血性中风气虚血瘀证 39 例，并与常规对症治疗 37 例进行对照观察，结果发现治疗组总有效率 100%，对照组 81.08%[10]。

【不良反应】主要表现为荨麻疹、心悸、恶心、胸闷[11]。

1．以过敏反应、输液反应为主，严重过敏性反应主要有过敏性休克、呼吸困难。

2．静滴（一个疗程）15天，偶有患者谷丙转氨酶（ALT）升高。少数患者有口干、口渴、舌燥。

3．对有药物过敏史或过敏体质的患者应避免使用。

4．本品可能引起的不良反应：

（1）皮肤瘙痒、皮疹、皮肤发红、发绀、皮炎、荨麻疹、面色潮红、药物热、过敏性休克、静脉炎。

（2）呼吸困难、呼吸急促、胸闷、憋气、气促。

（3）心动过速、心绞痛、心力衰竭、心悸。

（4）恶心、呕吐、上消化道出血。

（5）意识不清、烦躁不安、精神紧张、昏迷、头晕、头痛、胸痛、背痛、腹痛、腰麻、全身不适、发麻。

（6）肝功能损害（黄疸）、小便短赤。

【参考文献】

[1] 焦宏，陈彦静，马建伟，等．参麦注射液对急性心肌梗死大鼠血浆及心肌组织中 ANP 含量的影响 [J]. 时珍国医国药，2007，18（7）：1588-1589.

[2] 李萍，熊凡，富青，等．参麦注射液对抗大鼠心肌缺血再灌注性心律失常作用 [J]. 中国医院药学杂志，2005，25（9）：815-817.

[3] 陈文元，张英俭，何明丰，等．参麦注射液对家兔自主循环复苏后心肌肌钙蛋白 T 的影响 [J]. 临床急诊杂志，2007，8（2）：57-60.

[4] 谭子虎，涂晋文，张金凤．参麦注射液对腹主动脉缩窄大鼠心肌细胞 JNK、p38MAPK 蛋白表达的影响 [J]. 中国中医急症，

2006，15（11）：1254，1264.

[5] 王蕾，关宿东.参麦注射液对糖尿病大鼠膈肌的保护作用 [J].中药新药与临床药理，2005，16（6）：395-398.

[6] 周家文，李洪岩，康劲松，等.双击大鼠肝脏 I-κB 和 TLR2 mRNA 的表达及参麦的影响 [J].中国实验诊断学，2006，10（12）：1387-1389.

[7] 袁兆新，刘潇，季东平，等."失血加 LPS"大鼠肺脏 I-κBα 和 TLR4 基因表达及参麦的肺脏保护作用 [J].中国病理生理杂志，2006，22（4）：730-733.

[8] 徐莉，丁志山，魏颖慧.参麦液对肿瘤细胞基质金属蛋白酶 -2 及其抑制剂表达的影响 [J].中药药理与临床，2007，23（5）：7-9.

[9] 王永席，乔文芳，刘春梅，等.大剂量参麦注射液配合放疗治疗恶性肿瘤 65 例 [J].陕西中医，2005，25（6）：1046-1047.

[10] 黄龙彪.参麦注射液治疗老年缺血性中风气虚血瘀证 39 例临床观察 [J].河北中医，2011，33（2）：258-259.

[11] 谢建文，刘羽祥，王俊松.参麦注射液上市后安全性再评价分析 [J].数理医药学杂志，2013，26（1）：81-82.

参附注射液

【处方】红参、附片。

【功能与主治】回阳救逆，益气固脱。主要用于阳气暴脱的厥脱症（感染性、失血性、失液性休克等）；也可用于阳虚（气虚）所致的惊悸、怔忡、喘咳、胃痛、泄泻、痹证等。

【用法与用量】肌内注射：一次 2～4ml，一日 1～2 次；静脉滴注：一次 20 ～ 100ml，用 5% ～ 10% 葡萄糖注射液 250 ～ 500ml 稀释后使用；静脉推注：一次 5 ～ 20ml（用 5% ～ 10% 葡萄糖注射液 20ml 稀释后使用）；或遵医嘱。

【禁忌】 对该品有过敏或严重不良反应病史者不宜用。

【注意事项】

1．该品孕妇慎用。

2．该品避免直接与辅酶 A、VitK$_3$、氨茶碱混合配伍使用。

3．该品不宜与中药半夏、瓜蒌、贝母、白蔹、白芨及藜芦等同时使用。

4．该品不宜与其它药物在同一容器内混合使用。

5．该品含有皂甙，正常情况下，摇动时可以产生泡沫现象。

6．该品是中药制剂，保存不当时可能影响产品质量。使用前必须对光检查，如发现药液出现浑浊、沉淀、变色、漏气或瓶身细微破裂者，均不能使用。

7．如出现不良反应，遵医嘱。

【规格】 每支装（1）2ml，（2）10ml。

【贮藏】 密封，遮光。

【药理毒理】 参附注射液能明显改善慢性心力衰竭患者的心功能，减少室性心律失常的发生。有对肺缺血 / 再灌注、内毒素致肺损伤的保护作用，且能增强循环功能的稳定和机体非特异性抵抗力。

· **心肌保护作用** 参附注射液能下调 Fas/FasL 的表达，减少凋亡的发生，保护细胞免受缺氧及复氧的损伤[1]。

· **肺缺血 / 再灌注保护作用** 通过研究参附注射液对兔离体肺缺血 / 再灌注的保护作用发现，参附注射液能减轻肺缺血 / 再灌注损伤，改善肺功能，对供肺具有保护作用[2]。

·**内毒素致肺损伤的保护作用** 参附注射液可阻止细胞钙通道，阻止钙超载，促进肺表面活性物质合成，改善氧合，同时参附注射液能促进肝脏的解毒功能，可直接对抗内毒素对肝、肺的损伤[3]。

·**心肌缺血再灌注损伤保护作用** 通过研究注射了参附注射液的日本大耳白兔制备心肌 I/R 模型，发现参附注射液具有改善兔心肌 I/R 中自由基介导的内皮素，可减轻心肌 I/R 损伤，对心肌起保护作用[4]。

·**毒性** 以临床常用维生素 C、维生素 B_6、三磷酸腺苷、多巴胺、尼可刹米、盐酸洛贝林、酚磺乙胺、肾上腺色腙、辅酶 A、氨茶碱、维生素 K_1 和甲萘醌配伍 1/4 原液的参附注射液，并配制参附注射液 1/2、1/4 原液溶液。以上述药液给小鼠尾静脉注入，观察其反应。结果：小鼠注射上述药液后，对参附注射液原液（0.5ml）、1/2 和 1/4 原液以及上述 12 种药物中前 8 种无明显反应，对上述后 4 种药液 0.5ml 量无明显反应，得出结论：参附注射液与本试验中所用药物配伍后基本安全[5]。

【临床报道】 急性脑梗死患者 156 例，治疗组 84 例，对照组 72 例，治疗组应用参附注射液和维脑路通治疗，对照组单纯应用维脑路通治疗，两组治疗前后疗效分析结果显示，治疗组总有效率 95.2%，对照组 72.2%[6]。

【不良反应】 常见的不良反应有过敏性休克，胸闷、憋气、面色潮红、周身发痒，过敏性胃肠炎、皮疹[7]。

【参考文献】

[1] 郑世营，张晓膺，李虹，等. 参附注射液对心肌细胞缺氧及缺氧 / 复氧时凋亡相关基因 Fas/FasL 表达的影响 [J]. 中国急救医学，2005，25（12）：893-895.

[2] 邵丰，郑世营，赵军，等.参附注射液对兔离体肺缺血／再灌注保护作用的实验研究 [J].中国急救医学，2006，26（3）：195-197.

[3] 艾宇航，彭鎏，张丽娜.参附注射液对内毒素所致肺损伤的保护作用 [J].中国急救医学，2006，26（4）：285-286..

[4] 郭莲怡，刘仁光.参附注射液对兔心肌缺血再灌注损伤内皮功能的影响 [J].中国中医急症，2003，12（4）：349-350.

[5] 张淑华，黄秀华，欧真蓉，等.参附注射液与12种药物配伍的急性毒性试验研究 [J].中国中医急症，2005，14（8）：768.

[6] 万和斌，何瑞鸣，黎旺时.参附注射液为主治疗急性脑梗塞的临床观察 [J].辽宁中医杂志，1999，26（4）：169.

[7] 李廷谦，马建昕，周宇丹.参附注射液临床应用及其不良反应调查 [J].中国循证医学杂志，2009，9（3）：319-322.

附二

治疗脑卒中的常用中成药简表

证型	药物名称	功能	主治病证	用法用量	备注
风痰阻络证	中风回春丸（颗粒、胶囊、片）	活血化瘀，舒筋通络。	用于痰瘀阻络所致的中风，症见半身不遂、肢体麻木、言语謇涩、口舌歪斜。	丸剂：用温开水送服。一次 1.2～1.8g，一日 3 次。或遵医嘱。颗粒剂：口服。一次 2g，一日 3 次。或遵医嘱。胶囊：口服。小粒一次 4～6 粒，大粒一次 2～3 粒，一日 3 次；或遵医嘱。片剂：口服。一次 4～6 片，一日 3 次；或遵医嘱。	丸剂：药典，医保 颗粒剂：医保 胶囊：医保 片剂：医保

证型	药物名称	功能	主治病证	用法用量	备注
风痰阻络证	血塞通注射液	活血祛瘀，通脉活络。	用于中风偏瘫、瘀血阻络，及脑血管疾病后遗症、视网膜中央静脉阻塞属瘀血阻滞证者。	肌内注射：一次100mg，一日1～2次。静脉滴注：一次200～400mg，以5%～10%葡萄糖注射液250～500ml稀释后缓缓滴注，一日1次。	基药，医保
	注射用血塞通（冻干）	活血祛瘀，通脉活络。	用于中风偏瘫、瘀血阻络及脑血管疾病后遗症、胸痹心痛、视网膜中央静脉阻塞属瘀血阻滞证者。	临用前加注射用水或相应的氯化钠注射液或葡萄糖注射液使其溶解。静脉滴注：一次200～400mg，以5%或10%葡萄糖注射液250～500ml稀释后缓慢滴注，一日1次；静脉注射：一次200mg，以25%或50%葡萄糖注射液40～60ml稀释后缓慢注射，一日1次；糖尿病患者可用氯化钠注射液代替葡萄糖注射液稀释后使用；15天为一疗程，停药1～3天后可进行第二疗程。	基药，医保
	复方丹参注射液	活血化瘀，通络止痛。	扩张血管，增加冠状动脉血流量。用于心绞痛及急性心肌梗死。用于脑血栓形成的后遗症亦有效。	肌内注射：一次2ml，一日1～2次；静脉滴注：一次10～20ml，用5%～10%葡萄糖注射液250～500ml稀释后使用，一日1次；或遵医嘱。	医保
痰热腑实证	牛黄清心丸	清心化痰，镇惊祛风。	用于风痰阻窍所致的头晕目眩、痰涎壅盛、神志混乱、言语不清及惊风抽搐、癫痫。	口服。大蜜丸一次1丸，水丸一次1.6g，一日1次。	药典，医保

证型	药物名称	功能	主治病证	用法用量	备注
痰热腑实证	清开灵注射液	清热解毒，化痰通络，醒神开窍。	用于热病，神昏，中风偏瘫，神志不清；急性肝炎、上呼吸道感染、肺炎、脑血栓形成、脑出血见上述证候者。	肌内注射：一日2～4ml；重症患者静脉滴注：一日20～40ml，以10%葡萄糖注射液200ml或氯化钠注射液100ml稀释后使用。	药典，基药，医保
	苦碟子注射液	活血止痛，清热祛瘀。	用于瘀血闭阻的胸痹，症见胸闷、心痛、口苦、舌暗红或有瘀斑等。适用于冠心病、心绞痛见上述证候者，亦可用于脑梗死者。	静脉滴注：一次10～40ml，一日1次；用0.9%氯化钠或5%葡萄糖注射液稀释至250～500ml后应用，14天为一疗程；或遵医嘱。肌内注射：一日2～4ml。	医保
	新清宁片（胶囊）	清热解毒，泻火通便。	用于内结实热所致的喉肿、牙痛、目赤、便秘、下痢、发热；感染性炎症见上述证候者。	片剂：口服。一次3～5片，一日3次；必要时可适当增量；学龄前儿童酌减，或遵医嘱；用于便秘，临睡前服5片。胶囊：一次3～5粒，一日3次；必要时可适当增量；学龄前儿童酌减，或遵医嘱；用于便秘，临睡前服5粒。	片剂：药典，医保 胶囊：医保
气虚血瘀证	脑安颗粒（胶囊、片、滴丸）	活血化瘀，益气通络。	颗粒剂、胶囊、片剂：用于脑血栓形成急性期、恢复期属气虚血瘀证候者，症见急性起病、半身不遂、口舌歪斜、舌强语謇、偏身麻木、气短乏力、口角流涎、手足肿胀、舌暗或有瘀斑、苔薄白等。脑安滴丸：适用于脑血栓引起的	颗粒剂：口服。一次1袋，一日2次，4周为一疗程；或遵医嘱。胶囊：口服。一次2粒，一日2次，4周为一疗程；或遵医嘱。片剂：口服。一次2片，一日2次，4周为一疗程；或遵医嘱。滴丸：口服。一次20粒，一日2次，4周为一疗程。	颗粒剂：基药，医保 胶囊：药典，基药，医保 片剂：基药，医保 滴丸：基药，医保

证型	药物名称	功能	主治病证	用法用量	备注
气虚血瘀证			半身不遂，偏身麻木，言语不利，口舌歪斜及偏头痛（血管－神经性头痛）引起的健忘、头晕、恶心、畏光怕声，神疲乏力，属于气虚血瘀证候者。		
	消栓通络胶囊（片、颗粒）	活血化瘀、温经通络。	用于中风（脑血栓）恢复期（一年内）半身不遂，肢体麻木。	胶囊：口服。一次6粒，一日3次；或遵医嘱。 片剂：口服。一次6片，一日3次。 颗粒剂：口服。规格（1）一次6g（无蔗糖），规格（2）一次12g，一日3次。	胶囊：药典，医保 片剂：药典，医保 颗粒剂：药典，医保
	脑心通丸（胶囊、片）	益气活血，化瘀通络。	用于气虚血滞、脉络瘀阻所致中风中经络，症见半身不遂、肢体麻木、口眼歪斜、舌强语謇，及胸痹心痛、胸闷、心悸、气短；脑梗死、冠心病心绞痛属上述证候者。	丸剂：口服。一次1袋，一日3次。 胶囊：口服。一次2～4粒，一日3次。 片剂：口服。一次2～4片，一日3次。	基药
	通心络胶囊	益气活血，通络止痛。	用于冠心病心绞痛属心气虚乏、血瘀络阻证，症见胸部憋闷，刺痛、绞痛，固定不移，心悸自汗，气短乏力，舌质紫黯或有瘀斑，脉细涩或结代。亦用于气虚血瘀络阻型中风，症见半身不遂或偏身麻木，口舌歪斜，言语不利。	口服。一次2～4粒，一日3次。	基药

续表

证型	药物名称	功能	主治病证	用法用量	备注
气虚血瘀证	银杏叶胶囊（片、滴丸）	活血化瘀，通络。	用于瘀血阻络引起的胸痹心痛、中风、半身不遂、舌强语謇；冠心病稳定型心绞痛、脑梗死见上述证候者。	胶囊：口服。规格（1）一次2粒，规格（2）一次1粒，一日3次；或遵医嘱。片剂：口服。规格（1）一次2片，规格（2）一次1片，一日3次；或遵医嘱。滴丸：口服。规格（1）、（2）一次5丸，一日3次；或遵医嘱。	片剂：基药 滴丸：基药
	银丹心脑通软胶囊	活血化瘀，行气止痛，消食化滞。	用于气滞血瘀引起的胸痹，症见胸痛、胸闷、气短、心悸等；冠心病心绞痛、高脂血症、脑动脉硬化、中风、中风后遗症见上述证候者。	口服。一次2～4粒，一日3次。	基药
	血栓心脉宁胶囊	益气活血，开窍止痛。	用于气虚血瘀所致的中风、胸痹，症见头晕目眩、半身不遂、胸闷心痛、心悸气短；缺血性中风恢复期、冠心病心绞痛见上述证候者。	口服。一次4粒，一日3次。	基药
	灯盏花素片	活血化瘀，通络止痛。	用于中风后遗症，冠心病，心绞痛属瘀血阻络证者。	口服。一次2片，一日3次；或遵医嘱。	基药
	脉络宁注射液	清热养阴，活血化瘀。	用于血栓闭塞性脉管炎，静脉血栓形成，动脉硬化性闭塞症，脑血栓形成及后遗症等。	静脉滴注。一次10～20ml（1～2支），一日1次，用5%葡萄糖注射液或0.9%氯化钠注射液250～500ml稀释后使用，一日1次，10～14天为一个疗程，重症患者可连续使用2～3个疗程。	基药

证型	药物名称	功能	主治病证	用法用量	备注
气虚血瘀证	华佗再造丸	活血化瘀，化痰通络，行气止痛。	用于痰瘀阻络之中风恢复期和后遗症，症见半身不遂、拘挛麻木、口眼歪斜、言语不清。	口服。一次4～8g，一日2～3次；重症一次8～16g；或遵医嘱。	基药
阴虚风动证	杞菊地黄丸（胶囊、片）	滋肾养肝。	用于肝肾阴亏，眩晕耳鸣，羞明畏光，迎风流泪，视物昏花。	丸剂：口服。规格（1）大蜜丸，一次1丸，一日2次；规格（2）浓缩丸，一次8丸，一日3次；规格（3）水蜜丸，一次6g，一日2次；规格（4）、（6）小蜜丸，一次9g，一日2次；规格（5）小蜜丸，一次6g，一日2次。胶囊：口服。一次5～6粒，一日3次。片剂：口服。一次3～4片，一日3次。	丸剂：药典，基药，医保 胶囊：基药，医保 片剂：基药，医保
	大补阴丸	滋阴降火。	用于阴虚火旺，潮热盗汗，咳嗽咯血，耳鸣遗精。	口服。水蜜丸一次6g，一日2～3次；大蜜丸一次1丸，一日2次；浓缩丸一次3g，一日2～3次。	药典，医保
	六味地黄丸（软胶囊、胶囊、颗粒）	滋阴补肾。	用于肾阴亏损，头晕耳鸣，腰膝酸软，骨蒸潮热，盗汗遗精，消渴。	丸剂：口服。大蜜丸一次1丸，一日2次；水蜜丸一次6g，一日2次；浓缩丸一次8丸，一日3次。软胶囊：口服。一次3粒，一日2次。胶囊：口服。规格（1）一次1粒，规格（2）一次2粒，一日2次。颗粒剂：开水冲服。一次5g，一日2次。	丸剂：药典，基药，医保 软胶囊：药典 胶囊：药典，基药 颗粒剂：药典，基药

证型	药物名称	功能	主治病证	用法用量	备注
痰热内闭证（阳闭）	安宫牛黄丸	清热解毒，镇惊开窍	用于热病，邪入心包，高热惊厥，神昏谵语；中风昏迷及脑炎、脑膜炎、中毒性脑病、脑出血、败血症见上述证候者。	口服。规格（1）大蜜丸，一次2丸，一日1次；小儿3岁以内一次1/2丸，4～6岁一次1丸，一日1次；或遵医嘱。规格（2）大蜜丸，一次1丸，一日1次；小儿3岁以内一次1/4丸，4～6岁一次1/2丸，一日1次；或遵医嘱。	丸剂：药典，基药，医保散剂：药典胶囊：药典
	安脑丸（片）	清热解毒，醒脑安神，豁痰开窍，镇惊熄风。	用于高热神昏、烦躁谵语、抽搐惊厥、头痛眩晕；高血压、脑中风见上述证候者。	丸剂：口服。规格（1）大蜜丸，一次1～2丸，规格（2）小蜜丸，一次3～6g，一日2次；或遵医嘱，小儿酌减。片剂：口服。一次4片，一日2～3次；或遵医嘱，小儿酌减。	丸剂：基药，医保片剂：基药，医保
	清开灵注射液	清热解毒，化痰通络，醒神开窍。	用于热病，神昏，中风偏瘫，神志不清；急性肝炎、上呼吸道感染、肺炎、脑血栓形成、脑出血见上述证候者。	肌内注射：一日2～4ml。重症患者静脉滴注，以10%葡萄糖注射液200ml或0.9%氯化钠注射液100ml稀释后使用。	药典，基药，医保
	醒脑静注射液	清热解毒，凉血活血，开窍醒脑。	用于气血逆乱，脑脉瘀阻所致中风昏迷，偏瘫口喝；外伤头痛，神志昏迷；酒毒攻心，头痛呕恶，昏迷抽搐。脑栓塞、脑出血急性期、颅脑外伤，急性酒精中毒见上述证候者。	肌内注射：一次2～4ml，一日1～2次；静脉滴注：一次10～20ml，用5%～10%葡萄糖注射液或0.9%氯化钠注射液250～500ml稀释后滴注；或遵医嘱。	药典，医保

证型	药物名称	功能	主治病证	用法用量	备注
痰热内闭证（阳闭）	局方至宝丸	清热解毒，开窍镇惊。	用于温邪入里，逆传心包引起的高热痉厥，烦躁不安，神昏谵语，小儿急热惊风。	口服。一次1丸；小儿遵医嘱。	
	礞石滚痰丸	逐痰降火。	用于痰火扰心所致的癫狂惊悸，或喘咳痰稠，大便秘结。	口服。一次6～12g，一日1次。	基药
	牛黄清心丸	清心化痰，镇惊祛风。	用于风痰阻窍所致的头晕目眩、痰涎壅盛、神志混乱、言语不清及惊风抽搐、癫痫。	口服。大蜜丸一次1丸，水丸一次1.6g，一日1次。	
痰蒙清窍证（阴闭）	苏合香丸	芳香开窍，行气止痛。	用于痰迷心窍所致的痰厥昏迷、中风偏瘫、肢体不利，以及中暑、心胃气痛。	口服。规格（1）水蜜丸，一次1丸；规格（2）大蜜丸，一次1丸，一日1～2次。	药典，基药，医保
	醒脑静注射液	见69页	同前	同前	同前
元气败脱证（脱证）	生脉注射液	益气养阴，复脉固脱。	用于气阴两亏，脉虚欲脱的心悸、气短，四肢厥冷、汗出、脉欲绝及心肌梗死、心源性休克、感染性休克等具有上述证候者。	肌内注射：一次2～4ml，一日1～2次；静脉滴注：一次20～60ml，用5%葡萄糖注射液250～500ml稀释后使用；或遵医嘱。	基药，医保
	参麦注射液	益气固脱，养阴生津，生脉。	用于治疗气阴两虚型之休克、冠心病、病毒性心肌炎、慢性肺心病、粒细胞减少症。能提高肿瘤患者的免疫功能，与化疗药物合用时，有一定的增效作用，并能减少化疗药物所引起的毒副反应。	肌内注射：一次2～4ml，一日1次；静脉滴注：一次20～100ml（用5%葡萄糖注射液250～500ml稀释后应用）；或遵医嘱，规格（3）、（4）也可直接滴注。	基药，医保

续表

证型	药物名称	功能	主治病证	用法用量	备注
元气败脱证（脱证）	参附注射液	回阳救逆，益气固脱。	主要用于阳气暴脱的厥脱症（感染性、失血性、失液性休克等）；也可用于阳虚（气虚）所致的惊悸、怔忡、喘咳、胃痛、泄泻、痹证等。	肌内注射：一次2～4ml，一日1～2次；静脉滴注：一次20～100ml，用5%～10%葡萄糖注射液250～500ml稀释后使用；静脉推注：一次5～20ml（用5%～10%葡萄糖注射液20ml稀释后使用）；或遵医嘱。	医保

头　痛

　　头痛是临床上常见的症状之一，通常包括头的前、后、偏侧部疼痛和整个头部疼痛。头痛的原因繁多，分类也比较复杂，按照 2004 年 1 月发布的《国际头痛疾病分类》第二版，原发性头痛和继发性头痛是临床上最常见的头痛类型。原发性头痛以偏头痛、紧张性头痛和丛集性头痛比较常见。

　　头痛通常指局限于头颅上半部，包括眉弓、耳轮上缘和枕外隆突连线以上的疼痛，发病常与患者的情绪、睡眠、职业状况以及服药史、中毒史和家族史有关，不同类型的头痛在发病的急缓、发作时间、性质、部位、频度、严重程度、持续时间、缓解及加重原因等方面表现不同，例如偏头痛常表现为搏动性疼痛，紧张性头痛常表现为头部紧缩感或压迫感，丛集性头痛表现为如冰凿样疼痛。不同类型的头痛常有不同的先兆症状、伴随症状，头痛的程度也会对日常生活、工作和社会交往造成不同影响。全面详细的体格检查是诊断的关键，必要时要进行精神或心理检查。可根据个体情况选择合适的辅助检查，如头颅 CT 或 MRI 检查、TCD 检查、腰椎穿刺脑脊液检查、脑电图检查等。

　　现代医学对头痛的治疗主要包括病因治疗、急性发作时对症治疗和预防性治疗等。

　　中医亦称本病为"头痛"，是指头部经脉绌急或失养，清窍不利所引起的头部疼痛为特征的一种病证。

一、中医病因病机分析及常见证型

中医学认为，头痛主要由外感风寒，湿热伏留，或痰浊、瘀血阻滞，致使经气上逆，或肝阳上扰头窍，或气虚清阳不升，或血虚脑髓失养引起。可分为外感头痛和内伤头痛。外感头痛常见风寒头痛、风热头痛及风湿头痛，分别以疏散风寒、祛风清热和祛风胜湿为治法。内伤头痛据其虚实，治则不同，肝阳偏亢宜熄风潜阳；肝火盛者宜清肝泻火；气虚者宜益气升清；血虚者宜滋阴补血；肾虚者宜益肾填精；痰浊者宜化痰降浊；瘀血者宜活血通络。

二、辨证选择中成药

1. 外感头痛 中医学认为外感头痛可分为三种证型，主要有风寒头痛、风热头痛及风湿头痛。

（1）风寒头痛

【临床表现】全头痛，痛势较剧烈，痛连项背，常喜裹头，兼恶风寒，口淡不渴；舌质淡红，苔薄白，脉浮紧。

【辨证要点】头痛，痛势较剧烈，痛连项背，兼恶风寒；舌质淡红，苔薄白，脉浮紧。

【病机简析】太阳主一身之表，其经脉循项背上行巅顶，风寒外袭，阻遏太阳经气，故头痛而连项背；寒为阴邪，主收引、凝滞，故痛势较剧烈，且喜裹头，口淡不渴；风寒束于肌表，卫阳被遏，故恶风寒。

【治法】疏风散寒。

【辨证选药】可选川芎茶调丸（颗粒、片、散、口服液、袋泡剂）、都梁丸（软胶囊、滴丸）。

此类中成药选用川芎活血行气，配伍白芷、羌活、细辛祛风止痛，荆芥、防风、薄荷疏风透邪，从而发挥良好的疏风散寒止痛的作用。

（2）风热头痛

【临床表现】头痛而胀，甚至如裂，兼发热恶风，面红赤，口渴喜饮，大便秘结，小便黄赤；舌边尖红，苔薄黄，脉浮数。

【辨证要点】头痛而胀，兼发热恶风，口渴喜饮，大便秘结，小便黄赤；舌边尖红，苔薄黄，脉浮数。

【病机简析】风热之邪外袭，上扰清窍，风热属阳邪，其性属火热，故头痛而胀，甚至如裂，面红赤；风热郁于肌表则发热恶风；热盛伤津，故口渴欲饮，便秘尿黄。

【治法】祛风清热。

【辨证选药】可选芎菊上清丸（颗粒、片）。

此类中成药由川芎、菊花、黄芩、栀子、蔓荆子（炒）、黄连、薄荷、连翘、荆芥穗、羌活、藁本、桔梗、防风、甘草、白芷等药物组成，有良好的祛风清热的作用。

（3）风湿头痛

【临床表现】头痛如裹，肢体困重，身热不扬，伴胸闷纳呆、大便溏薄、小便不利；舌质淡红，苔白腻，脉濡或滑。

【辨证要点】头痛如裹，肢体困重，身热不扬；舌质淡红，苔白腻，脉濡或滑。

【病机简析】湿为阴邪，其性重浊，风湿外袭，外束肌表，上蒙清窍，清阳不升，故头痛如裹，身热不扬；脾司运化而主四肢，脾为湿困，故胸闷纳呆，肢体困重，小便不利，大便溏薄。

【治法】祛风胜湿。

【辨证选药】可选九味羌活丸（颗粒）。

此类中成药选用羌活主入太阳经，防风主入太阳、厥阴经，苍术主入太阴经，共奏祛风除湿作用；白芷主入阳明经，细辛主入少阴经，二药可祛风散寒，通络止痛；川芎祛风，尤擅行气活血，诸药合用从而起到良好的祛风胜湿，通络止痛作用。

2. 内伤头痛

（1）肝阳头痛

【临床表现】头胀痛，或抽掣而痛，头痛或为两侧。兼有头晕目眩，心烦易怒，面红目赤，口苦胁痛，失眠多梦；舌质红，苔薄黄，或少苔，脉弦或弦细数。

【辨证要点】头胀痛，兼有头晕目眩，心烦易怒，口苦胁痛；舌质红，苔薄黄，脉弦或弦细数。

【病机简析】肝脏体阴而用阳，内藏魂，为将军之官，肝阳偏亢，上扰清窍，故头痛、头胀、抽掣痛且眩晕，心烦易怒，面红目赤，失眠多梦；头两侧属少阳，故头痛多在两侧；胁为肝之分野，故可兼口苦胁痛。

【治法】平肝潜阳。

【辨证选药】可选用天麻钩藤颗粒、清脑降压颗粒（胶囊、片）、松龄血脉康胶囊。若以肝风上扰所致头痛显著者可选用镇脑宁胶囊、天菊脑安胶囊、丹珍头痛胶囊。

此类中成药常选用石决明、珍珠母平肝潜阳、除热明目，川芎活血行气，天麻、钩藤、羚羊角粉平肝熄风，黄芩、栀子、夏枯草清热泻火，牛膝引血下行，地黄、杜仲、桑寄生补益肝肾，细辛、白芷、藁本、蒺藜祛风散寒兼活血通经，从而起到平肝潜阳、熄风通络、活血止痛作用。

肝风上扰所致头痛的中成药选用天麻、钩藤平肝熄风，川芎活血行气，细辛配白芷除湿、祛风散寒，更兼活血通经，藁本祛风散寒除湿，丹参、鸡血藤、当归活血通络，从而起到平肝熄风、活血通络止痛的作用。

（2）寒厥头痛

【临床表现】巅顶疼痛，痛时脑户觉冷，畏风，常欲蒙被而睡，面容惨淡忧郁，伴见呕吐清涎黏沫，四末不温；舌苔白滑，脉象细弦或沉紧。

【辨证要点】巅顶疼痛，或连于目系，伴见呕吐清涎黏沫，四肢厥冷；舌苔白滑，脉象细弦或沉紧。

【病机简析】肝经寒气循经上逆，上扰清窍，经脉收引，故巅顶头痛；肝寒犯胃，胃气上逆故呕吐清涎黏沫；寒甚日久，损伤中阳，温摄无能，故四肢厥冷。

【治法】温肝降逆。

【辨证选药】可选用中药汤剂吴茱萸汤加味淫羊藿、肉桂等。

此方剂选用吴茱萸温肝暖胃，尤擅降逆，生姜温胃散寒降逆，人参养胃生津，当归养血活血，肉桂温通经脉，大枣益气滋脾，此方诸药合用起到温肝暖胃，降逆止呕作用。

（3）痰浊头痛

【临床表现】头痛昏蒙重坠，伴胸脘痞闷，眩晕，倦怠无力；舌质淡红，苔白腻，脉滑或弦滑。

【辨证要点】头痛昏蒙重坠，伴胸脘痞闷；舌质淡红，苔白腻，脉滑或弦滑。

【病机简析】由于饮食不节，或劳逸失度，或七情所伤，致脾失健运，聚湿生痰，痰浊中阻，清阳不升，浊阴不降，清窍失养，浊阴上蒙，故头痛而昏蒙重坠，眩晕，多寐；痰阻胸膈证，胃气上逆则胸脘痞闷，纳呆呕恶；脾阳不运，肢体失养则倦怠乏力。

【治法】燥湿化痰，降逆止痛。

【辨证选药】可选用半夏天麻丸、眩晕宁颗粒（片）。

此类中成药常选用法半夏、陈皮、茯苓理气健脾，燥湿化痰，白术、泽泻健脾利水渗湿，从而起到良好的健脾祛湿，化痰熄风作用。

（4）瘀血头痛

【临床表现】头痛剧烈，或刺痛，经久不愈，痛处固定不移，兼日轻夜重，头部有外伤史，或长期头痛史，或头部胀痛或刺痛反复发作，头晕目眩，恶心呕吐，恶风或遇风加重；舌质暗红，或边尖有瘀斑、瘀点，或舌下络脉充盈，苔薄白，脉弦细或细涩。

【辨证要点】头痛剧烈，或刺痛，经久不愈，痛处固定不移；舌质暗红，或边尖有瘀斑、瘀点，或舌下络脉充盈，苔薄白，脉弦细或细涩。

【病机简析】头部外伤，瘀血内阻，或头痛日久，痛久入络，致瘀血内阻脑络，故头痛剧烈，经久不愈，痛处固定不移；白昼阳气盛，气血运行较畅，入夜阴气盛，气血运行不畅，故头痛日轻夜重。

【治法】活血化瘀，行气止痛。

【辨证选药】可选用天舒胶囊、血府逐瘀丸（合剂、胶囊）、通天口服液、正天丸、正天胶囊。

此类中成药常用天麻、川芎、桃仁、红花、赤芍、当归、丹参、三七等药物活血祛瘀止痛，牛膝通血脉，引血下行，柴胡疏肝理气，升达清阳，羌活、白芷、细辛、菊花、防风、薄荷疏风透邪，祛风止痛，从而起到良好的活血化瘀、行气止痛或活血化瘀、祛风止痛作用。

（5）气虚头痛

【临床表现】头痛隐隐，时发时止，遇劳加重，兼头晕，神疲乏力，气短懒言，自汗，面白；舌质淡红或淡胖，边有齿痕，苔薄白，脉细弱或脉大无力。

【辨证要点】头痛隐隐，遇劳加重，兼神疲乏力，气短懒言；舌质淡红或淡胖，边有齿痕，苔薄白，脉细弱或脉大无力。

【病机简析】脾为后天之本，气血生化之源，脾虚则生化之源不足，气血亏虚，中气不足，清阳不升，清窍失养，故头痛隐隐，时发时止；劳则伤气，故遇劳加重；中气不足，气虚不布则神疲乏力，气短懒言，面色白；卫表不固则自汗出。

【治法】益气升清。

【辨证选药】可选用补中益气丸（颗粒）、益气维血颗粒、人参养荣丸。

此类中成药常选用黄芪、人参、白术、甘草、大枣健脾益气，以旺生化之源，当归、白芍养血，陈皮理气和中，升麻、柴胡引清气上升，从而达到益气升清的作用。

（6）血虚头痛

【临床表现】头痛隐隐，绵绵不休，伴面色少华，头晕，心悸怔忡，失眠多梦；舌质淡，苔薄白，脉细或细弱。

【辨证要点】头痛隐隐，伴面色少华，心悸怔忡，失眠多梦；舌质淡，苔薄白，脉细或细弱。

【病机简析】血虚或因脾虚生化之源不足，导致气血亏虚，或因失血致血虚。血虚则不能上荣于头面，故头痛而晕，缠绵不休，面色少华；血虚心失所养则心悸怔忡；血虚肝失濡养则失眠多梦。

【治法】滋阴养血。

【辨证选药】可选用养血清脑丸（颗粒）。

此类中成药常由熟地黄、当归、钩藤、珍珠母、决明子、夏枯草、白芍、川芎、鸡血藤、延胡索、细辛等药物组成。熟地黄、当归、白芍、鸡血藤均具有补血功用，合用夏枯草、川芎、延胡索、细辛可活血止痛，从而起到养血平肝，活血通络止痛的作用。

（7）肾虚头痛

【临床表现】头痛而空，或连及巅顶、前额疼痛，痛势不剧，怕冷，得温痛减，兼腰膝酸软，眩晕耳鸣，健忘，遗精带下，神疲乏力，或畏寒肢冷或面色潮红，五心烦热，盗汗；舌质淡，体胖或舌质红苔薄白，或少苔、剥苔，脉沉细无力或细数。

【辨证要点】头痛而空，兼腰膝酸软，眩晕耳鸣，健忘，遗精带下，五心烦热，盗汗；舌质淡，体胖或舌质红苔薄白，或少苔、剥苔，脉沉细无力或细数。

【病机简析】肾主藏精生髓，脑为髓之海，肾虚则精髓不足，髓海空虚，故头痛而空，眩晕耳鸣，健忘；肾阳不足，督脉虚寒故巅顶连及前额疼痛，痛势不剧，伴怕冷；腰为肾府，肾虚故腰膝酸软；肾虚精关不固则遗精，女子则带脉失束而带下。阳虚生外寒，故畏寒肢冷；阴虚生内热，故面色潮红，五心烦热，盗汗。

【治法】填补肾精。

【辨证选药】若偏于肾阴虚，可选用大补阴丸、左归丸，若偏于肾阳虚，可选用右归丸（胶囊）。

此类中成药常由熟地黄、枸杞子、山茱萸、山药、菟丝子、鹿角胶、当归、杜仲、川牛膝等药物组成。熟地黄可滋肾填精，山茱萸养肝滋肾，涩精敛汗，山药补脾益阴、滋肾固精，枸杞补肾益精、养肝明目，龟、鹿二胶，为血肉有情之品，峻补精髓，龟板胶偏于补阴，鹿角胶偏于补阳。偏于肾阴虚，重用熟地黄滋肾填精、大补真阴；偏于肾阳虚，方中加附子、肉桂温补肾阳，填精补髓。诸药配合，共奏温补肾阳，滋补肾阴，填精益髓之功。

三、用药注意

头痛是一种常见症状，病证结合首先要确定是属于原发性头痛还是继发性头痛，对于继发性头痛要仔细寻找引起头痛的病因，对于原发性头痛要根据头痛的性质、发作特点，确定其属于偏头痛、紧张性头痛还是丛集性头痛。对于头痛的治疗，必须注意审症求因，首当分清外感、内伤，明辨虚实。

临床中头痛证候复杂多样，选择中成药时要针对具体的证候类型。粗略可分为两类：针对头痛单一证候或证候要素的中成药，如川芎茶调丸（颗粒、片、散、口服液、袋泡剂）、芎菊上清丸（颗粒、片）、镇脑宁胶囊、血府逐瘀丸（合剂、胶囊）、清脑降压颗粒（胶囊、片）。适用于多种类型头痛、多种证候通用的中成药如正天丸、正天胶囊、通天口服液、养血清脑丸（颗粒）、镇脑宁胶囊、天舒胶囊、丹珍头痛胶囊等。因此，临证时需准确辨证，合理选药。

头痛患者如正在服用其他药品，应当告知医师或药师。同时饮食宜清淡，忌肥甘、油腻、生冷食物。药品贮藏宜得当，存于阴凉干燥处，药品性状发生改变时禁止服用。药品必须妥善保管，放在儿童不能接触的地方，以防发生意外。对于具体药品的饮食禁忌、配伍禁忌、妊娠禁忌、证候禁忌、病证禁忌、特殊体质禁忌、特殊人群禁忌等，各药品内容中均有详细介绍，用药前务必仔细阅读。

附一

常用治疗头痛的中成药药品介绍

（一）外感头痛常用中成药品种

川芎茶调丸（颗粒、片、散、口服液、袋泡剂）

【处方】川芎、白芷、羌活、细辛、荆芥、防风、薄荷、甘草。

【功能与主治】疏风止痛。用于风邪所致的头痛，或有恶寒、发热、鼻塞。

【用法与用量】

丸剂：饭后清茶冲服。一次 3 ~ 6g，一日 2 次。

颗粒剂：饭后用温开水或浓茶冲服。一次 1 袋，一日 2 次；儿童酌减。

片剂：饭后清茶送服。一次 4 ~ 6g，一日 3 次。

散剂：饭后清茶冲服。一次 3 ~ 6g，一日 2 次。

口服液：口服。一次 10ml，一日 3 次。

袋泡剂：开水泡服。一次 2 袋，一日 2 ~ 3 次。

【注意事项】

1．流黄涕、咽喉肿痛、口渴喜饮、尿黄便秘，或腰膝酸软、耳鸣耳聋、手足心热、颧红、烦热汗出，或头晕目眩、心烦易怒、面红目赤、口苦胁痛者，或头痛隐隐、劳累加重、神疲乏力、气短懒言、面色苍白或萎黄、心慌汗出、失眠多梦，舌红苔黄或少苔、无苔者不宜应用。

2．久病体弱者、哺乳期妇女、儿童、老人应慎用。因肝肾不足，阳气亢盛之头痛不宜应用。

3．素有较严重慢性病史者及糖尿病患者慎用。

4．孕妇慎用。

5．服药期间饮食宜用清淡易消化之品，忌食辛辣、油腻之物。

6．本药不可多服、久服。

【规格】

丸剂：水丸，每 8g 相当于原药材 3g。

颗粒剂：每袋装 7.8g。

片剂：每片重 0.48g。

散剂：每袋装 3g。

口服液：每支装 10ml。

袋泡剂：每袋装 1.6g。

【贮藏】 密闭，防潮。

都梁丸（软胶囊、滴丸）

【处方】 白芷、川芎。

【功能与主治】 祛风散寒，活血通络。用于风寒瘀血阻滞脉络所致的头痛，症见头胀痛或刺痛、痛有定处、反复发作、遇风寒诱发或加重。

【用法与用量】

丸剂：口服。一次 1 丸，一日 3 次。

软胶囊：口服。一次 3 粒，一日 3 次。

滴丸：口服或舌下含服。一次 6 粒，一日 4 次。

【注意事项】

1．忌烟、酒及辛辣、生冷、油腻食物。

2．高血压、心脏病、肝病、糖尿病、肾病等慢性病严重患者应在医师指导下服用。

3．服药 3 天后症状无改善，或症状加重，或出现新的严重症状者，应立即停药并去医院就诊。

4．个别患者服药后出现轻微恶心，不需特殊处理。

5．不宜在服药期间同时服用滋补性中成药。

6．小儿、年老体弱者、孕妇及哺乳期妇女应在医师指导下服用。

7．含化时偶有口内麻木感，停药后可消失。

8．对本品过敏者禁用，过敏体质者慎用。

9．本品性状发生改变时禁止使用。

【规格】

丸剂：每丸重 9g。

软胶囊：每粒重 0.54g。

滴丸：每丸重 30mg。

【贮藏】密封，置干燥、阴凉处避光保存。

【药理毒理】

·**抑菌作用**　本药对金黄色葡萄球菌、乙型溶血性链球菌和绿脓杆菌均具有明显的抑菌作用。

·**抗炎作用**　本品能明显抑制巴豆油性小鼠耳郭肿胀，具有一定抗炎作用。

·**镇痛作用**　本品可提高小鼠对物理及化学因素所致疼痛阈值，具有明显的镇痛作用。

·**改善微循环**　本品可显著抑制和改善右旋糖苷所致家兔的微循环障碍，降低血液黏度、促进血液循环。

芎菊上清丸（颗粒、片）

【处方】川芎、菊花、黄芩、栀子、蔓荆子（炒）、黄连、薄荷、连翘、荆芥穗、羌活、藁本、桔梗、防风、甘草、白芷。

【功能与主治】清热解表，散风止痛。用于外感风邪引起的恶风身热、偏正头痛、鼻流清涕、牙疼喉痛。

【用法与用量】

丸剂：口服。规格（1）大蜜丸，一次1丸，规格（2）、（3）水丸，一次6g，一日2次。

颗粒剂：开水冲服。一次10g，一日3次。

片剂：口服。规格（1）、（2）一次4片，一日2次。

【注意事项】

1．忌烟、酒及辛辣食物。

2．不宜在服药期间同时服用滋补性中药。

3．有高血压、心脏病、肝病、糖尿病、肾病等慢性病严重者应在医师指导下服用。

4．服药后大便次数增多且不成形者，应酌情减量。

5．体虚者慎用。儿童、孕妇、哺乳期妇女、年老患者应在医师指导下服用。

6．服药 3 天症状无缓解，应去医院就诊。

7．对本品过敏者禁用，过敏体质者慎用。

【规格】

丸剂：（1）每丸重 9g，（2）每袋装 6g，（3）每 100 粒重 6g。

颗粒剂：每袋装 10g。

片剂：糖衣片，片芯重（1）0.25g，（2）0.3g。

【贮藏】 密封，防潮。

九味羌活丸（颗粒）

【处方】 羌活、防风、苍术、细辛、川芎、白芷、黄芩、甘草、地黄。

【功能与主治】 疏风解表，散寒除湿。用于外感风寒夹湿所致的感冒、痹证及头痛等病证。症见恶寒发热，头痛无汗，口苦微渴，全身作痛，或关节作痛，痛无定处，局部怕冷，但扪之发热，或头痛遇风而发，兼见恶风无汗口渴等。

【用法与用量】

丸剂：用姜葱汤或温开水送服。规格（1）大蜜丸，一次 3～4.5g，一日 2 次；规格（2）、（3）水丸，一次 6～9g，一日 2～3 次；规格（4）小蜜丸，一次 3～4.5g，一日 2 次。

颗粒剂：姜汤或开水冲服。规格（1）一次 5g，规格（2）一次 15g，一日 2～3 次。

【注意事项】 尚不明确。

【规格】

丸剂：（1）每丸重 9g，（2）每袋装 6g，（3）每袋装 9g，（4）每 10 丸重 1.8g。

颗粒剂：每袋装（1）5g，（2）15g。

【贮藏】密封，防潮。

【药理毒理】本品具有解热、镇痛、抗炎作用[1]。现代药理研究证实，方中防风、细辛、黄芩等药有较好的解热、镇静、镇痛作用；而且黄芩、细辛、白芷等药具有抗病毒和细菌的功效。故临床主要用于治疗感冒、风湿性关节炎、神经性头痛等病证[1]。

【参考文献】

[1] 卿玉玲，田军. 九味羌活汤解热镇痛作用研究 [J]. 中药药理与临床，2006，22（3）：21-23.

（二）内伤头痛常用中成药品种

天麻钩藤颗粒

【处方】天麻、钩藤、石决明、栀子、黄芩、牛膝、盐杜仲、益母草、桑寄生、首乌藤、茯苓。

【功能与主治】平肝熄风，清热安神。用于肝阳上亢所引起的头痛、眩晕、耳鸣、眼花、震颤、失眠，高血压见上述证候者。

【用法与用量】开水冲服。一次 1 袋，一日 3 次；或遵医嘱。

【注意事项】饮食宜清淡，戒恼怒，节房事，阴虚动风证不宜用。

【规格】每袋装（1）5g（无蔗糖），（2）10g。

【贮藏】密封，置干燥处。

清脑降压颗粒（胶囊、片）

【处方】黄芩、夏枯草、槐米、煅磁石、牛膝、当归、地黄、丹参、水蛭、钩藤、决明子、地龙、珍珠母。

【功能与主治】平肝潜阳。用于肝阳上亢所致的眩晕，症见头晕、头痛、项强、血压偏高。

【用法与用量】

颗粒剂：开水冲服。一次 2 ~ 3g，一日 3 次。

胶囊：口服。一次 3 ~ 5g，一日 3 次。

片剂：口服。一次 4 ~ 6 片，一日 3 次。

【不良反应】较轻微，偶有鼻塞、嗜睡和腹泻等副作用。

【禁忌】孕妇忌服。

【注意事项】忌辛辣食物。

【规格】

颗粒剂：每袋装 2g。

胶囊：每粒装 0.55g。

片剂：（1）薄膜衣片，每片重 0.33g；（2）糖衣片，片芯重 0.3g。

【贮藏】密封。

松龄血脉康胶囊

【处方】鲜松叶、葛根、珍珠层粉。

【功能与主治】平肝潜阳，镇心安神。用于肝阳上亢所致的头痛、眩晕、急躁易怒、心悸、失眠，高血压病及原发性高脂血症见上述证候者。

【用法与用量】口服。一次 3 粒，一日 3 次；或遵医嘱。

【不良反应】个别患者服药后可出现轻度腹泻，胃脘胀满等，饭后服用有助于减轻或改善这些症状。

【注意事项】饭后服用。

【规格】每粒装 0.5g。

【贮藏】密封，防潮。

镇脑宁胶囊

【处方】猪脑粉、细辛、丹参、水牛角浓缩粉、川芎、天麻、葛根、藁本、白芷。

【功能与主治】熄风通络。用于风邪上扰所致的头痛，症见头痛，头昏，烦躁，易怒，恶心呕吐，耳鸣，耳聋，肢体麻木；血管神经性头痛、原发性高血压、脑动脉硬化见上述证候者。

【用法与用量】口服。一次 4 ~ 5 粒，一日 3 次。

【注意事项】

1．服用期间忌食辛辣、油腻食物。

2．阴虚阳亢者慎用。

3．肝火上炎所致的头痛不宜用。

4．痰湿中阻所致的眩晕不宜用。

5．本品含细辛，不宜久服。

【规格】每粒装 0.3g。

【贮藏】密封。

【临床报道】镇脑宁胶囊由川芎、细辛、白芷、藁本为主的 9 种药组成，川芎活血行气，细辛配白芷除湿、祛风散寒，更兼活血通经，藁本祛风散寒除湿，其组方具疏风邪、升清阳、平肝熄风、活血化瘀的作用。在临床观察中发现其降胆固醇效果最好，对降甘油三酯也有较好疗效[1]。

【参考文献】

[1] 梁爱云，孙令格.镇脑宁胶囊治疗高脂血症 51 例临床观察[J].中国社区医师，2000，（3）：201.

天菊脑安胶囊

【处方】 川芎、天麻、菊花、蔓荆子、藁本、白芍、丹参、墨旱莲、女贞子、牛膝。

【功能与主治】 平肝熄风，活血化瘀。用于肝风夹瘀证的偏头痛。

【用法与用量】 口服。一次 5 粒，一日 3 次。

【注意事项】

1．忌烟、酒及辛辣食物。

2．妊娠及哺乳期妇女禁用。

3．高血压头痛及不明原因的头痛，应去医院就诊。

4．有心脏病、肝病、糖尿病、肾病等慢性病严重者应在医师指导下服用。

5．儿童、年老体弱者应在医师指导下服用。

6．服药 3 天症状无缓解，应去医院就诊。

7．对本品过敏者禁用，过敏体质者慎用。

【规格】 每粒装 0.4g。

【贮藏】 密封。

丹珍头痛胶囊

【处方】 高原丹参、夏枯草、川芎、当归、白芍、熟地黄、珍珠母、鸡血藤、菊花、蒺藜、钩藤、细辛。

【功能与主治】 平肝熄风，散瘀通络，解痉止痛。用于肝阳上亢，瘀血阻络所致的头痛，背痛颈酸，烦躁易怒。

【用法与用量】 口服。一次 3～4 粒，一日 3 次；或遵医嘱。

【注意事项】

1. 肾脏病患者、孕妇、新生儿禁用。

2. 本品含有马兜铃科植物细辛，不宜久服，应在医师指导下使用，定期复查肾功能。

【规格】 每粒装 0.5g。

【贮藏】 密封。

半夏天麻丸

【处方】 法半夏、天麻、炙黄芪、人参、苍术、炒白术、茯苓、陈皮、泽泻、六神曲（麸炒）、炒麦芽、黄柏。

【功能与主治】 健脾祛湿，化痰熄风。用于脾虚湿盛、痰浊内阻所致的眩晕，头痛，如蒙如裹，胸脘满闷。

【用法与用量】 口服。一次 6g，一日 2～3 次。

【注意事项】

1. 肝肾阴虚，肝阳上亢所致的头痛、眩晕不宜用。

2. 服药期间忌食生冷油腻及海鲜类食物。

3. 平素大便干燥者慎用。

【规格】 每 100 丸重 6g。

【贮藏】 密闭，防潮。

眩晕宁颗粒（片）

【处方】 泽泻、菊花、陈皮、白术、茯苓、半夏（制）、女贞子、旱莲草、牛膝、甘草。

【功能与主治】健脾利湿，滋肾平肝。用于痰湿中阻、肝肾不足引起的头昏头晕，症见头痛，眩晕，脘痞，腰膝酸软，耳鸣，目涩，心烦，口干；原发性高血压见上述证候者。

【用法与用量】

颗粒剂：开水冲服。一次 8g，一日 3 ~ 4 次。

片剂：口服。一次 2 ~ 3 片，一日 3 ~ 4 次。

【禁忌】孕妇禁用，外感者及糖尿病患者禁服。

【注意事项】

1．少吃生冷及油腻难消化的食品，忌食辛辣、寒凉食物。

2．服药期间要保持情绪乐观，切忌生气恼怒。

3．本品应餐后服用。

4．有高血压、心脏病、糖尿病、肝病、肾病等慢性病严重者慎用。

5．肝火上炎所致的头痛慎用。

6．平素大便干燥者慎服。

7．服药 7 天症状无缓解，应去医院就诊。

8．儿童、年老体弱者应在医师指导下服用。

9．对本品过敏者禁用，过敏体质者慎用。

【规格】

颗粒剂：每袋装 8g（相当于原药材 15g）。

片剂：每片重 0.31g（相当于原药材 6g）。

【贮藏】密封。

天舒胶囊

【处方】川芎、天麻。

【功能与主治】活血平肝，通络止痛。用于瘀血阻络或肝阳上亢所致的头痛日久、痛有定处，或头晕胁痛、失眠烦躁、舌质暗或有瘀斑；血管神经性头痛见上述证候者。

【用法与用量】饭后口服。一次4粒，一日3次；或遵医嘱。

【不良反应】偶见胃部不适，头胀，月经量过多。

【禁忌】孕妇及月经量过多者禁用。

【注意事项】

1．主要治疗颈部外伤后遗症及血瘀所致的血管神经性头痛轻症者。

2．服药3天后，症状无改善，或出现其他严重症状时，应去医院就诊。

3．除非在医师指导下，否则不得超过推荐剂量使用。

4．对本品过敏者禁用，过敏体质者慎用。

【规格】每粒装0.34g。

【贮藏】密封。

血府逐瘀丸（合剂、胶囊）

【处方】炒桃仁、红花、赤芍、川芎、当归、地黄、牛膝、柴胡、桔梗、麸炒枳壳、甘草。

【功能与主治】活血化瘀，行气止痛。用于气滞血瘀所致的胸痹，头痛日久，痛如针刺而有定处，内热烦闷，心悸失眠，急躁易怒。

【用法与用量】

丸剂：空腹，用红糖水送服。规格（1）大蜜丸，一次1～2丸；规格（2）水蜜丸，一次6～12g；规格（3）水丸，一次

1 ～ 2 袋；规格（4）小蜜丸，一次 9 ～ 18g（45 ～ 90 丸），一日 2 次。

合剂：口服。一次 10ml，一日 3 次；或遵医嘱。

胶囊：口服。一次 6 粒，一日 2 次，1 个月为一疗程。

【注意事项】

1．忌食生冷、油腻之品。

2．气虚血瘀者慎用。体弱无瘀者不宜使用。

3．本品含活血行气药物，孕妇忌用。

【规格】

丸剂：（1）每丸重 9g，（2）每 60 粒重 6g，（3）每 67 丸约重 1g，（4）每 100 丸重 20g。

合剂：每支装 10ml。

胶囊：每粒装 0.4g。

【贮藏】 密封，置阴凉干燥处。

【药理毒理】 本品主要有抑制血小板聚集，改善心功能，抗心律失常，改善血液流变学以及微循环，抗缺氧，镇痛，抗炎，降血脂及增强免疫功能等作用[1-5]。

【参考文献】

[1] 王岩，李萌，王玉芬，等．血府逐瘀胶囊药理实验 [J]. 北京中医，1998，（2）：64-65.

[2] 蓝恭洲．血府逐瘀胶囊的药理与临床研究进展 [J]. 北京中医，1999，（1）：62-63.

[3] 苏波，孙倩，李小林．血府逐瘀汤制剂的药理研究及临床应用概述 [J]. 中成药，2002，（12）：63-65.

[4] 卢冠军，谭东，李南．血府逐瘀胶囊降血脂及抗氧化作用

的实验研究 [J]. 北京中医，2007，（1）：55-56.

[5] 郭卉. 血府逐瘀胶囊对不稳定心绞痛患者 CRP、BNP 的影响 [J]. 天津中医药，2009，（3）：209-210.

通天口服液

【处方】 川芎、赤芍、天麻、羌活、白芷、细辛、菊花、薄荷、防风、茶叶、甘草。

【功能与主治】 活血化瘀，祛风止痛。用于瘀血阻滞、风邪上扰所致的偏头痛，症见头部胀痛或刺痛、痛有定处、反复发作、头晕目眩或恶心呕吐、恶风。

【用法与用量】 口服。第一日：即刻、服药 1 小时后、2 小时后、4 小时后各服 10ml，以后每 6 小时服 10ml。第二、三日：一次 10ml，一日 3 次。3 天为一疗程；或遵医嘱。

【禁忌】 出血性脑血管病、阴虚阳亢患者和孕妇禁服。

【注意事项】

1. 忌烟、酒及辛辣食物。

2. 高血压头痛及不明原因的头痛、头晕目眩严重者，应及时去医院就诊。

3. 有心脏病、肝病、糖尿病、肾病等慢性病严重者应在医师指导下服用。

4. 儿童、哺乳期妇女、年老体弱者应在医师指导下服用。

5. 严格按用法用量服用，本品不宜长期服用。

6. 服药 3 天症状无缓解，应去医院就诊。

7. 对本品过敏者禁用，过敏体质者慎用。

【规格】 每支装 10ml。

【贮藏】密封，置阴凉处。

正天丸

【处方】钩藤、白芍、川芎、当归、地黄、白芷、防风、羌活、桃仁、红花、细辛、独活、麻黄、附片、鸡血藤。

【功能与主治】疏风活血，养血平肝，通络止痛。用于外感风寒、瘀血阻络、血虚失养、肝阳上亢引起的偏头痛、紧张性头痛、神经性头痛、颈椎病性头痛、经前头痛。

【用法与用量】饭后服用。一次 6g，一日 2～3 次，15 天为一疗程。

【不良反应】个别病例服药后谷丙转氨酶（简称 GPT 或 ACT）轻度升高，偶有口干、口苦、腹痛及腹泻。

【禁忌】婴幼儿、孕妇、哺乳期妇女禁用，肝肾功能不全者禁用。

【注意事项】

1．忌烟、酒及辛辣、油腻食物。

2．高血压、心脏病患者慎服。有肝病、糖尿病、肾病等慢性病严重者应在医师指导下服用。

3．儿童及年老体弱者应在医师指导下服用。

4．高血压头痛及不明原因的头痛，应去医院就诊。

5．初发头痛服药 3 天症状无缓解，应去医院就诊。经常性头痛服药 15 天症状无缓解，应去医院就诊。

6．严格按用法用量服用，本品不宜长期服用。

7．对本品过敏者禁用，过敏体质者慎用。

【规格】每袋装 6g。

【贮藏】密封。

正天胶囊

【处方】钩藤、川芎、麻黄、细辛、附子（制）、白芍、羌活、独活、防风、地黄、当归、鸡血藤、桃仁、红花、白芷。

【功能与主治】疏风活血，养血平肝，通络止痛。用于外感风寒、瘀血阻络、血虚失养、肝阳上亢引起的多种头痛，神经性头痛、颈椎病性头痛、经前头痛。

【用法与用量】口服。一次2粒，一日3次，2周为一疗程，可连续服用2个疗程。

【不良反应】个别病例服药后谷丙转氨酶轻度升高，偶有口干、口苦、腹痛及腹泻。

【禁忌】婴幼儿、孕妇、哺乳期妇女禁用，肝肾功能不全者禁用。

【注意事项】

1．忌烟、酒及辛辣、油腻食物。

2．高血压、心脏病患者慎服。有肝病、糖尿病、肾病等慢性病严重者应在医师指导下服用。

3．儿童及年老体弱者应在医师指导下服用。

4．高血压头痛及不明原因的头痛，应去医院就诊。

5．初发头痛服药3天症状无缓解，应去医院就诊。经常性头痛服药15天症状无缓解，应去医院就诊。

6．严格按用法用量服用，本品不宜长期服用。

7．对本品过敏者禁用，过敏体质者慎用。

【规格】每粒装0.45g。

【贮藏】密封。

补中益气丸（颗粒）

【处方】炙黄芪、党参、炙甘草、炒白术、当归、升麻、柴胡、陈皮。

【功能与主治】补中益气，升阳举陷。用于脾胃虚弱、中气下陷所致的体倦乏力、食少腹胀、便溏久泻、肛门下坠或脱肛、子宫脱垂。

【用法与用量】

丸剂：口服。规格（1）大蜜丸，一次1丸，一日2～3次；规格（2）浓缩丸，一次8～10丸，一日3次；规格（3）水丸，一次6g，一日2～3次。

颗粒剂：口服。一次3g，一日2～3次。

【注意事项】

1．忌不易消化食物。

2．感冒发热患者不宜服用。

3．有高血压、心脏病、肝病、糖尿病、肾病等慢性病严重者应在医师指导下服用。

4．服药4周症状无缓解，应去医院就诊。

5．对该品过敏者禁用，过敏体质者慎用。

【规格】

丸剂：（1）每丸重9g，（2）每8丸相当于原生药3g，（3）每袋装6g。

颗粒剂：每袋装3g。

【贮藏】密闭，防潮。

益气维血颗粒

【处方】血红素铁、黄芪、大枣、首乌、枸杞。

【功能与主治】补血益气。用于血虚证、气血两虚证，症见面色萎黄或苍白、头晕目眩、神疲乏力、少气懒言、自汗等。

【用法与用量】口服。成人一次1袋，一日3次；儿童一次1袋，一日2次；3岁以下儿童一次1/2袋，一日2次。

【不良反应】偶见恶心呕吐、腹泻、便秘，可自行缓解或停药后症状消失。

【注意事项】

1．忌油腻食物。

2．凡脾胃虚弱、呕吐泄泻、腹胀便溏、咳嗽痰多者慎用。

3．感冒患者不宜服用。

4．本品宜饭前服用。

5．按照用法用量服用，孕妇、高血压、糖尿病患者应在医师指导下服用。

6．服药2周或服药期间症状无改善，或症状加重，或出现新的严重症状，应立即停药并去医院就诊。

7．对本品过敏者禁用，过敏体质者慎用。

【规格】每袋装10g。

【贮藏】遮光，密封，置干燥阴凉处保存。

人参养荣丸

【处方】人参、白术（土炒）、茯苓、炙甘草、当归、熟地黄、白芍（麸炒）、炙黄芪、陈皮、远志（制）、肉桂、五味子（酒蒸）。

【功能与主治】 温补气血。用于心脾不足，气血两亏，形瘦神疲，食少便溏，病后虚弱。

【用法与用量】 口服。水蜜丸一次 6g，大蜜丸一次 1 丸，一日 1～2 次。

【注意事项】

1. 忌不易消化食物。

2. 感冒发热患者不宜服用，不宜和感冒类药同时服用。

3. 儿童、孕妇、哺乳期妇女、年老体虚者，糖尿病及心、肾功能不全者应在医师指导下服用。身体壮实不虚者忌服。

4. 本品中有肉桂属温热药，因此出血者忌用。

5. 服本药时不宜同时服用藜芦、五灵脂、皂荚或其制剂。

6. 不宜喝茶和吃萝卜以免影响药效。

7. 本品宜饭前服用或进食同时服。

8. 服药 2 周后症状未改善，或服药期间出现尿少、头面及手足心热、血压增高、头痛、皮疹、发热、胃脘不适、腹泻等症，应去医院就诊。

9. 对本品过敏者禁用，过敏体质者慎用。

【规格】 水蜜丸，每 100 粒重 10g，每袋装 6g；大蜜丸，每丸重 9g。

【贮藏】 密封。

养血清脑丸（颗粒）

【处方】 当归、川芎、白芍、熟地黄、钩藤、鸡血藤、夏枯草、决明子、珍珠母、延胡索、细辛。

【功能与主治】养血平肝，活血通络。用于血虚肝旺所致的头痛，眩晕眼花，心烦易怒，失眠多梦。

【用法与用量】

丸剂：口服。一次1袋，一日3次。

颗粒剂：口服。一次4g，一日3次。

【不良反应】偶见恶心、呕吐，罕见皮疹，停药后即可消失。

【注意事项】

1．忌烟、酒及辛辣、油腻食物。

2．平素脾虚便溏者慎用。

3．外感或湿痰阻络所致头痛、眩晕者慎用。

4．低血压者慎服。

5．儿童、孕妇、哺乳期妇女、年老体弱者，以及肝病、肾病、糖尿病等慢性病严重者应在医师指导下服用。

6．服药3天症状无缓解，应去医院就诊。

7．严格按用法用量服用，本品不宜长期服用。

8．对本品过敏者禁用，过敏体质者慎用。

【规格】

丸剂：每袋装2.5g。

颗粒剂：每袋装4g。

【贮藏】密封，置干燥处。

大补阴丸

【处方】熟地黄、知母（盐炒）、黄柏（盐炒）、龟板（制）、猪脊髓。

【功能与主治】滋阴降火。用于阴虚火旺，潮热盗汗，咳嗽，耳鸣，遗精。

【用法与用量】口服。水蜜丸一次 6g，一日 2～3 次；大蜜丸一次 1 丸，一日 2 次。

【注意事项】

1．忌辛辣、生冷、油腻、不易消化食物。本品宜饭前用开水或淡盐水送服。

2．感冒发热患者不宜服用；虚寒性患者不适用，其表现为怕冷，手足凉，喜热饮。

3．高血压、心脏病、肝病、肾病等慢性病患者应在医师指导下服用。

4．儿童、孕妇、哺乳期妇女应在医师指导下服用。

5．服药 4 周症状无缓解，应去医院就诊。

6．对本品过敏者禁用，过敏体质者慎用。

【规格】水蜜丸，每袋装 6g；大蜜丸，每丸重 9g。

【贮藏】密封。

左归丸

【处方】熟地黄、山药、枸杞、山茱萸、川牛膝、鹿角胶、龟板胶、菟丝子。

【功能与主治】滋阴补肾。用于真阴不足，腰膝酸软，盗汗，神疲口燥。

【用法与用量】口服。一次 9g，一日 2 次。

【禁忌】孕妇忌服，儿童禁用。

【注意事项】

1．忌油腻食物。

2．感冒患者不宜服用。

3．服药 2 周或服药期间症状无改善，或症状加重，或出现新的严重症状，应立即停药并去医院就诊。

4．方中组成药物以阴柔滋润为主，久服常服，每易滞脾碍胃，故脾虚泄泻者慎用。

5．对左归丸过敏者禁用，过敏体质者慎用。

【规格】 每 10 粒重 1g。

【贮藏】 密封。

右归丸（胶囊）

【处方】 熟地黄、炮附片、肉桂、山药、酒萸肉、菟丝子、鹿角胶、枸杞子、当归、盐杜仲。

【功能与主治】 温补肾阳，填精止遗。用于肾阳不足，命门火衰，腰膝酸冷，精神不振，怯寒畏冷，阳痿遗精，大便溏薄，尿频而清。

【用法与用量】

丸剂：口服。小蜜丸一次 9g，大蜜丸一次 1 丸，一日 3 次。

胶囊：口服。一次 4 粒，一日 3 次。

【注意事项】

1．阴虚火旺者不宜用。

2．忌生冷、油腻食物。

【规格】

丸剂：小蜜丸，每 10 丸重 1.8g；大蜜丸，每丸重 9g。

胶囊：每粒重 0.45g。

【贮藏】密封。

附二

治疗头痛的常用中成药简表

证型	药物名称	功能	主治病证	用法用量	备注
外感头痛	川芎茶调丸（颗粒、片、散、口服液、袋泡剂）	疏风止痛。	用于风邪所致的头痛，或有恶寒、发热、鼻塞。	丸剂：饭后清茶冲服。一次 3～6g，一日 2 次。颗粒剂：饭后用温开水或浓茶冲服。一次 1 袋，一日 2 次。儿童酌减。片剂：饭后清茶送服。一次 4～6g，一日 3 次。散剂：饭后清茶冲服。一次 3～6g，一日 2 次。口服液：口服。一次 10ml，一日 3 次。袋泡剂：开水泡服。一次 2 袋，一日 2～3 次。	丸剂：药典，基药，医保颗粒剂：基药，医保片剂：基药，医保散剂：药典，基药，医保
	都梁丸（软胶囊、滴丸）	祛风散寒，活血通络。	用于风寒瘀血阻滞脉络所致的头痛，症见头胀痛或刺痛、痛有定处、反复发作、遇风寒诱发或加重。	丸剂：口服。一次 1 丸，一日 3 次。软胶囊：口服。一次 3 粒，一日 3 次。滴丸：口服或舌下含服。一次 6 粒，一日 4 次。	丸剂：药典软胶囊：医保滴丸：医保
	芎菊上清丸（颗粒、片）	清热解表，散风止痛。	用于外感风邪引起的恶风身热、偏正头痛、鼻流清涕、牙疼喉痛。	丸剂：口服。规格（1）大蜜丸，一次 1 丸，规格（2）、（3）水丸，一次 6g，一日 2 次。颗粒剂：开水冲服。一次 10g，一日 3 次。片剂：口服。规格（1）、（2）一次 4 片，一日 2 次。	丸剂：药典，基药，医保颗粒剂：基药，医保片剂：药典，基药，医保

续表

证型	药物名称	功 能	主治病证	用法用量	备注
外感头痛	九味羌活丸（颗粒）	疏风解表，散寒除湿。	用于外感风寒夹湿所致的感冒、痹证及头痛等病证。症见恶寒发热，头痛无汗，口苦微渴，全身作痛，或关节作痛，痛无定处，局部怕冷，但扪之发热，或头痛遇风而发，兼见恶风无汗口渴等。	丸剂：用姜葱汤或温开水送服。规格（1）大蜜丸，一次3～4.5g，一日2次；规格（2）、（3）水丸，一次6～9g，一日2～3次；规格（4）小蜜丸，一次3～4.5g，一日2次。颗粒剂：姜汤或开水冲服。规格（1）一次5g，规格（2）一次15g，一日2～3次。	丸剂：药典，基药，医保颗粒剂：基药，医保
内伤头痛	天麻钩藤颗粒	平肝熄风，清热安神。	用于肝阳上亢所引起的头痛、眩晕、耳鸣、眼花、震颤、失眠；高血压见上述证候者。	开水冲服。一次1袋，一日3次；或遵医嘱。	药典，医保
	清脑降压颗粒（胶囊、片）	平肝潜阳。	用于肝阳上亢所致的眩晕，症见头晕、头痛、项强、血压偏高。	颗粒剂：开水冲服。一次2～3g，一日3次。胶囊：口服。一次3～5g，一日3次。片剂：口服。一次4～6片，一日3次。	颗粒剂：药典，医保胶囊：药典，医保片剂：药典，医保
	松龄血脉康胶囊	平肝潜阳，镇心安神。	用于肝阳上亢所致的头痛、眩晕、急躁易怒、心悸、失眠，高血压病及原发性高脂血症见上述证候者。	口服。一次3粒，一日3次；或遵医嘱。	药典，基药，医保
	镇脑宁胶囊	熄风通络。	用于风邪上扰所致的头痛，症见头痛，头昏，烦躁，易怒，恶心呕吐，耳鸣，耳聋，肢体麻	口服。一次4～5粒，一日3次。	药典，医保

证型	药物名称	功能	主治病证	用法用量	备注
			木；血管神经性头痛、原发性高血压、脑动脉硬化见上述证候者。		
	天菊脑安胶囊	平肝熄风，活血化瘀。	用于肝风夹瘀证的偏头痛。	口服。一次5粒，一日3次。	药典，医保
	丹珍头痛胶囊	平肝熄风，散瘀通络，解痉止痛。	用于肝阳上亢，瘀血阻络所致的头痛，背痛颈酸，烦躁易怒。	口服。一次3～4粒，一日3次；或遵医嘱。	基药，医保
内伤头痛	半夏天麻丸	健脾祛湿，化痰熄风。	用于脾虚湿盛、痰浊内阻所致的眩晕，头痛，如蒙如裹，胸脘满闷。	口服。一次6g，一日2～3次。	药典，医保
	眩晕宁颗粒（片）	健脾利湿，滋肾平肝。	用于痰湿中阻、肝肾不足引起的头昏头晕，症见头痛，眩晕，脘痞，腰膝酸软，耳鸣，目涩，心烦，口干；原发性高血压见上述证候者。	颗粒剂：开水冲服。一次8g，一日3～4次。片剂：口服。一次2～3片，一日3～4次。	颗粒剂：医保片剂：医保
	天舒胶囊	活血平肝，通络止痛。	用于瘀血阻络或肝阳上亢所致的头痛日久、痛有定处，或头晕胁痛、失眠烦躁、舌质暗或有瘀斑；血管神经性头痛见上述证候者。	饭后口服。一次4粒，一日3次；或遵医嘱。	药典，医保

续表

证型	药物名称	功能	主治病证	用法用量	备注
内伤头痛	血府逐瘀丸（合剂、胶囊）	活血祛瘀，行气止痛。	用于气滞血瘀所致的胸痹，头痛日久，痛如针刺而有定处，内热烦闷，心悸失眠，急躁易怒。	丸剂：空腹，用红糖水送服。规格（1）大蜜丸，一次1～2丸；规格（2）水蜜丸，一次6～12g；规格（3）水丸，一次1～2袋；规格（4）小蜜丸，一次9～18g（45～90丸），一日2次。 合剂：口服。一次10ml，一日3次；或遵医嘱。 胶囊：口服。一次6粒，一日2次，1个月为一疗程。	丸剂：基药，医保 胶囊：药典，基药，医保
	通天口服液	活血化瘀，祛风止痛。	用于瘀血阻滞、风邪上扰所致的偏头痛，症见头部胀痛或刺痛、痛有定处、反复发作、头晕目眩或恶心呕吐、恶风。	口服。第一日：即刻、服药1小时后、2小时后、4小时后各服10ml，以后每6小时服10ml。第二、三日：一次10ml，一日3次。3天为一疗程；或遵医嘱。	药典，医保
	正天丸	疏风活血，养血平肝，通络止痛。	用于外感风寒、瘀血阻络、血虚失养、肝阳上亢引起的偏头痛、紧张性头痛、神经性头痛、颈椎病性头痛、经前头痛。	饭后服用。一次6g，一日2～3次，15天为一疗程。	基药，医保
	正天胶囊	疏风活血，养血平肝，通络止痛。	用于外感风寒、瘀血阻络、血虚失养、肝阳上亢引起的多种头痛、神经性头痛、颈椎病性头痛、经前头痛。	口服。一次2粒，一日3次，2周为一疗程，可连续服用2个疗程。	基药，医保

证型	药物名称	功能	主治病证	用法用量	备注
内伤头痛	补中益气丸（颗粒）	补中益气，升阳举陷。	用于脾胃虚弱、中气下陷所致的体倦乏力、食少腹胀、便溏久泻、肛门下坠或脱肛、子宫脱垂。	丸剂：口服。规格（1）大蜜丸，一次1丸，一日2～3次；规格（2）浓缩丸，一次8～10丸，一日3次；规格（3）水丸，一次6g，一日2～3次。颗粒剂：口服。一次3g，一日2～3次。	丸剂：药典，基药，医保 颗粒剂：基药，医保
	益气维血颗粒	补血益气。	用于血虚证、气血两虚证，症见面色萎黄或苍白、头晕目眩、神疲乏力、少气懒言、自汗等。	口服。成人一次1袋，一日3次；儿童一次1袋，一日2次；3岁以下儿童一次1/2袋，一日2次。	医保
	人参养荣丸	温补气血。	用于心脾不足，气血两亏，形瘦神疲，食少便溏，病后虚弱。	口服。水蜜丸一次6g，大蜜丸一次1丸，一日1～2次。	药典，医保
	养血清脑丸（颗粒）	养血平肝，活血通络。	用于血虚肝旺所致的头痛，眩晕眼花，心烦易怒，失眠多梦。	丸剂：口服。一次1袋，一日3次。颗粒剂：口服。一次4g，一日3次。	丸剂：基药，医保 颗粒剂：基药，医保
	大补阴丸	滋阴降火。	用于阴虚火旺，潮热盗汗，咳嗽，耳鸣，遗精。	口服。水蜜丸一次6g，一日2～3次；大蜜丸一次1丸，一日2次。	药典，医保
	左归丸	滋阴补肾。	用于真阴不足，腰膝酸软，盗汗，神疲口燥。	口服。一次9g，一日2次。	医保
	右归丸（胶囊）	温补肾阳，填精止遗。	用于肾阳不足，命门火衰，腰膝酸冷，精神不振，怯寒畏冷，阳痿遗精，大便溏薄，尿频而清。	丸剂：口服。小蜜丸一次9g，大蜜丸一次1丸，一日3次。胶囊：口服。一次4粒，一日3次。	丸剂：药典，医保 胶囊：医保

失　眠

　　失眠通常指患者对睡眠时间和（或）质量不满足并影响白天社会功能的一种主观体验，是睡眠的始发和睡眠的维持发生障碍，是最常见的睡眠障碍。临床表现以难以入睡和维持睡眠困难为特征，常伴有焦虑、抑郁等精神症状，可发生于任何年龄，一年四季均可发病。

　　失眠临床常见形式有睡眠潜伏期延长、睡眠维持障碍、睡眠质量下降、总睡眠时间缩短、日间残留效应。失眠根据病程分类为急性失眠、亚急性失眠和慢性失眠。

　　失眠临床诊断常结合一般情况和专项睡眠情况。其中，一般情况包括临床症状、睡眠习惯、体格检查及实验室辅助检查；专项睡眠情况包括睡眠日记、睡眠问卷、视觉模拟评分（VAS）等，以及多导睡眠图（PSG）、多次睡眠潜伏期试验（MSLT）、体动记录仪、催眠药物使用情况、睡眠剥夺脑电图等。

　　目前常用的失眠治疗药物有苯二氮卓类和非苯二氮卓类。《美国精神障碍诊断统计手册》将非苯二氮卓类药物唑吡坦作为原发性失眠的首选药物。临床治疗失眠的目标是缓解症状，保持正常睡眠结构及恢复社会功能提高患者的生活质量。

　　中医称本病为"不寐"，古代文献中亦称为"目不瞑"、"不得眠"等，是由阳不入阴引起的以经常不易入寐为特征的病证。临床表现可见轻者入寐困难，有寐而易醒，有醒后不能再寐，亦有时寐时醒，严重者则整夜不能入寐。

一、中医病因病机分析及常见证型

失眠的常见病因：饮食不节，胃气不和，夜卧不安；情志所伤，阴虚火旺，肝阳扰动；思虑劳倦伤及心脾；素体虚弱，或久病耗伤肾阴，阳不交阴，心肾不交。失眠病位在心，与肝脾肾有关。基本病机为阴阳失调，阳不入阴。病理性质有虚有实。

由于病因病性不同，失眠的常见证型主要可分为心肾不交证；火热扰心证；痰热扰心证；瘀血阻滞证；气血两虚证；心肝血虚证；肝气郁滞证；肾精不足，气血亏虚证。

二、辨证选择中成药

1. 心肾不交证

【临床表现】夜难入寐，甚则彻夜不眠。失眠健忘，头晕耳鸣，潮热盗汗，腰膝酸软，男子梦遗阳痿，女子月经不调，健忘；舌尖红少苔，脉细。

【辨证要点】夜难入寐，甚则彻夜不眠。失眠健忘，头晕耳鸣，潮热盗汗，腰膝酸软，男子梦遗阳痿，女子月经不调；舌红苔薄白，脉细。

【病机简析】心火亢盛，上扰心神，故失眠；肾阴不足，清窍失养健忘，头晕耳鸣；肾虚，腰为肾之府，故腰酸；肾主骨，骨失所养故膝软；肾主生殖，故男子梦遗阳痿，女子月经不调。

【治法】交通心肾。

【辨证选药】乌灵胶囊、朱砂安神丸、酸枣仁合剂、磁朱丸。

此类中成药常用黄连清心火，生地黄滋肾阴，当归补血，酸枣仁、朱砂安神，发酵乌灵菌粉交通心肾。

2. 火热扰心证

在临床中，火热扰心证可分为肝火扰心证和热扰心神证。

（1）肝火扰心证

【临床表现】突发失眠，性情急躁易怒，不易入睡。胸胁胀闷，善太息，口苦咽干，头晕头胀，目赤耳鸣，便秘溲赤；舌红苔黄，脉弦数。

【辨证要点】突发失眠，性情急躁易怒，不易入睡。胸胁胀闷，口苦咽干，头晕头胀，目赤耳鸣；舌红苔黄，脉弦数。

【病机简析】恼怒伤肝，肝郁化火，上扰心神，故不寐多梦，甚至彻夜不眠；恼怒郁闷，肝失条达，故急躁易怒；肝气郁结故胸闷胁痛，肝火上扰清窍，故头晕头胀；肝气横逆，肝火犯胃，胃热炽盛，灼伤胃津，故口渴喜饮，口干而苦，不思饮食；肝火上扰清窍，故目赤耳鸣；肝火犯胃，胃热炽盛，灼伤胃津，故便秘溲赤；舌红苔黄，脉弦而数为肝火炽盛之征。

【治法】清肝泻火。

【辨证选药】龙胆泻肝丸、泻肝安神丸。

此类中成药多以龙胆草、黄芩、栀子清肝泻火，泽泻、车前子利小便而清热，当归、生地养血滋阴柔肝，甘草和中。诸药合用，以发挥良好的清肝泻火作用。

（2）热扰心神证

【临床表现】失眠多梦，入睡困难，心悸，头晕，心烦，多汗，小便短赤；舌红，苔薄黄，脉细数。

【辨证要点】失眠多梦，入睡困难，心悸，心烦，小便短赤；

舌红，脉细数。

【病机简析】心肝火热，热扰心神，故失眠多梦，入睡困难，心悸；肝火旺，肝火扰心，故心烦；肝藏魂，魂不守舍，故多梦；心经火热，故小便短赤；舌红，苔薄黄，脉细数均为火热之征。

【治法】清热泻火。

【辨证选药】珍合灵片、珍珠粉、珍珠粉胶囊、清脑安神丸、利心丸、甲亢灵片。

此类中成药常以黄芩、栀子、珍珠粉、夏枯草清肝泻火，茯苓、防己利小便而清热，生地、麦冬、天冬清热养阴。诸药合用，以达到清热泻火之效。

3. 痰热扰心证

中医辨证可分为胃气失和证和心胆气虚证。

（1）胃气失和证

【临床表现】失眠时作，多发生在饮食后，恶梦纷纭，头目昏沉，脘腹痞闷，痰多，食滞不化，嗳腐酸臭，大便臭秽或便秘，纳呆食少；舌红苔黄腻，脉弦滑或滑数。

【辨证要点】失眠时作，多发生在饮食后，恶梦纷纭，头目昏沉，脘腹痞闷，痰多，食滞不化，嗳腐酸臭，大便臭秽，纳呆食少；舌红苔腻，脉弦滑。

【病机简析】宿食停滞，因郁化热。痰浊宿食壅遏于中，积而生热，痰热扰心，故心烦不寐，多梦；痰食中阻，气机不畅，胃失和降，故纳呆食少，泛恶，嗳气；痰热上扰，蒙蔽清阳，故头目昏沉；食积化热，故嗳腐酸臭，大便臭秽或便秘；痰热中阻，脾胃运化失司，气血壅遏，故舌红苔黄腻，脉弦滑或滑数。

【治法】清化痰热。

【辨证选药】保和丸、清脑复神液。

食积易于阻气、生湿、化热，故以半夏、陈皮辛温，理气化湿，和胃止呕；茯苓健脾补中，利湿，安神；连翘味苦微寒，既可散结以助消积，又可清解食积所生之热；麦冬、石膏清心胃之火。诸药配伍，使食积得化，胃气得和，热清湿去，则诸症自除。

（2）心胆气虚证

【临床表现】心悸胆怯，不易入睡，寐后易惊，遇事善惊，气短倦怠，自汗乏力；舌淡苔白，脉弦细。

【辨证要点】心悸胆怯，不易入睡，寐后易惊，遇事善惊；舌淡苔白，脉弦细。

【病机简析】神失养则不安，胆气不足则志不宁。心胆虚怯，心神失养则不安，胆气不足则志不宁，故胆怯心悸，触事易惊；心血不足，故气短自汗，倦怠乏力；舌淡，脉弦细为心血不足，胆气亏虚之征。

【治法】益气化痰，安神定志。

【辨证选药】温胆宁心颗粒（中国中医科学院广安门医院院内制剂），安神温胆丸。

此类中成药多以菖蒲、远志、枣仁养心安神定志，茯苓、半夏、陈皮健脾和胃化痰，可发挥良好的益气镇惊安神之效。

4. 瘀血阻滞证

（1）瘀血内阻证

【临床表现】失眠日久，胸不任物，胸任重物，夜多惊梦。面色青黄或面部色斑，胸痛、头痛日久不愈，痛如针刺而有定处，或心悸怔忡，或急躁善怒；舌暗、舌面有瘀点，唇暗或两目黯黑，脉涩或弦紧。

【辨证要点】失眠日久，胸不任物，胸任重物，夜多惊梦。面色青黄或面部色斑，胸痛、头痛日久不愈，痛如针刺而有定处；舌暗、舌面有瘀点，唇暗或两目黯黑，脉涩或弦紧。

【病机简析】瘀血内阻，气机郁滞。瘀血内阻，血不养心，故失眠日久，夜多惊梦；瘀血内阻，故面色青黄；瘀血内阻，络脉不通，不通则痛，故胸痛、头痛日久不愈，痛如针刺而有定处；瘀血内阻，气机郁滞，故胸不任物，胸任重物；舌暗、舌面有瘀点，唇暗或两目黯黑，脉涩或弦紧均为瘀血之征。

【治法】活血化瘀，行气止痛。

【辨证选药】血府逐瘀口服液（胶囊、颗粒、丸）。

此类中成药多以桃仁、红花、赤芍、川芎活血祛瘀；当归、生地黄养血益阴，清热活血；柴胡疏肝；桔梗载药上行；川牛膝活血，引血下行；桔梗、枳实宽胸行气。诸药共用可发挥良好的活血化瘀，行气止痛的作用。

（2）瘀血阻络证

【临床表现】失眠，神疲，半身不遂，健忘，头痛，痛有定处，记忆力减退，恶心呕吐，胸闷纳呆；舌暗红，苔白，脉涩。

【辨证要点】失眠，神疲，半身不遂，健忘，头痛，痛有定处；舌暗红，苔白，脉涩。

【病机简析】中风中经络或外伤损伤，络脉瘀阻，故半身不遂；瘀血阻滞，血不养心，故失眠；脑络失养，故健忘；瘀血阻滞，故头痛，痛有定处；舌暗红，苔白，脉涩均为瘀血之征。

【治法】活血通络。

【辨证选药】脑震宁颗粒、七十味珍珠丸。

此类中成药常用桃仁、红花、赤芍、川芎活血祛瘀；当归、生地黄养血益阴，清热活血；陈皮、枳实宽胸行气。诸药共用可发挥良好的活血化瘀，行气止痛的作用。

5. 气血两虚证

【临床表现】不易入睡，睡而不实，醒后难以复寐。神疲乏力，四肢倦怠，纳谷不香，面色萎黄，口淡无味，腹胀便溏，心悸健忘；舌淡苔白，脉细弱。

【辨证要点】不易入睡，睡而不实，醒后难以复寐。神疲乏力，四肢倦怠，纳谷不香，面色萎黄，心悸健忘；舌淡苔白，脉细弱。

【病机简析】因心脾两虚，营血不足，不能奉养心神，致使心神不安。心脾亏虚，生血无源，运血无力，血不养心，故多梦易醒，心悸；气血亏虚，不能上奉于脑，清阳不升，脑失所养，故头晕目眩健忘；脾气虚，运化无力，四肢失养，故肢倦、神疲，饮食无味，脘闷纳呆；血虚不能上奉于面，故面色少华；舌淡苔薄白或苔滑，脉细弱或濡滑均为气血不足之征。

【治法】补益气血。

【辨证选药】归脾丸（合剂）、参芪五味子片（胶囊）、柏子养心丸（片）、安神健脑液、刺五加脑灵洗液、灵芝片（颗粒、糖浆、胶囊）、益心宁神片、养心定悸膏（口服液）、紫芝多糖片、眠安宁口服液（颗粒）、北芪五加片、七叶神安片。

此类中成药常用人参、黄芪、灵芝以益气健脾，当归补血，远志、枣仁、五味子安神，可发挥良好的补益心脾，养血安神的作用。

6. 心肝血虚证

【临床表现】失眠多梦，心悸，头晕，虚烦神疲，口干，面色萎黄，唇甲色淡；舌淡红，苔薄白，脉细。

【辨证要点】失眠多梦，心悸，头晕，面色萎黄，唇甲色淡；舌淡红，苔薄白，脉细。

【病机简析】血虚，心肝神魂失养而失眠多梦；清窍失养而头晕；面色萎黄，唇甲色淡，舌淡红，苔薄白，脉细俱为心肝血虚之证。

【治法】补心养肝。

【辨证选药】安神补心丸（颗粒、胶囊）、天王补心丸（液）、枣仁安神液（胶囊、颗粒）、心神宁片、养血安神丸（片、糖浆）、宁神丸、定心丸、安神养心丸、滋肾宁神丸、夜宁糖浆（颗粒）、脑乐静（糖浆）、脑力静糖浆、睡安胶囊、安尔眠糖浆、养阴镇静片。

此类中成药常用枣仁、丹参、熟地、五味子等补心养肝，远志安神，以达到治疗失眠之心肝血虚证的作用。

7. 肝气郁滞证

（1）肝郁阴虚证

【临床表现】失眠，多梦，易醒，醒后不眠；头晕乏力，胸胁胀痛，情志抑郁，烦躁，心悸不安，口干口苦；舌红，苔白或苔少，脉弦。

【辨证要点】失眠，多梦，易醒，醒后不眠；头晕乏力，胸胁胀痛，情志抑郁，烦躁，口干口苦；舌红，苔白或苔少，脉弦。

【病机简析】肝郁化火，故烦躁易怒；火扰心神，故失眠多梦；阴虚，心失所养，故心悸；舌红，苔少，脉弦细均为肝郁阴虚之征。

【治法】滋阴舒肝，养心安神。

【辨证选药】百乐眠胶囊、舒眠胶囊。

此类中成药常用玄参、地黄（生）、麦冬、五味子、百合、刺五加（生）滋阴养肝，首乌藤、柴胡、合欢花解郁，珍珠母、酸枣仁、茯苓、远志以安神，灯心草、石膏清心火，丹参养心以安神。

（2）肝郁痰湿证

【临床表现】失眠，多梦；头晕，乏力，胸胁胀痛，情志抑郁，心烦，口苦，纳少；舌淡红，苔白或腻，脉弦或弦滑。

【辨证要点】失眠，多梦；胸胁胀痛，情志抑郁，心烦，口苦，纳少；舌淡红，苔白或腻，脉弦或弦滑。

【病机简析】肝气郁滞，气机不畅，故胸胁胀痛，情志抑郁；肝郁化火，故烦躁易怒，口苦；火扰心神，故失眠多梦；痰湿内蕴，脾失健运，故纳少；舌淡红，苔白，脉弦或弦滑均为肝郁痰湿之征。

【治法】舒肝化痰。

【辨证选药】解郁安神颗粒。

此类中成药常用柴胡、郁金舒肝，栀子（炒）清热，百合解郁安神，龙齿、酸枣仁（炒）安神，半夏（制）、胆南星化痰，白术（炒）、茯苓健脾，石菖蒲、远志（制）安神定志，诸药合用，以达到舒肝化痰之效。

8. 肾精不足，气血亏虚证

【临床表现】失眠健忘，多梦易醒；心悸气短，精神萎靡，头晕目眩，眼花，耳鸣耳聋，腰腿酸软，脱发或头发早白，手足心热，颧红，汗多；舌红少苔，脉细弱。

【辨证要点】失眠健忘，多梦易醒。心悸气短，头晕目眩，眼花，耳鸣耳聋，腰腿酸软，脱发或头发早白；舌红少苔。

【病机简析】气血亏虚，故气短，精神萎靡；血不养心，故失眠，多梦易醒，心悸；肾精不足，脑髓失养，故健忘，头晕目眩，耳鸣耳聋；肾精不足，目失所养，故眼花；发为血之余，血虚故脱发或头发早白；阴虚有热，故手足心热，颧红，汗多；舌红少苔，脉细弱均为肾精不足，气血亏虚之征。

【治法】生精益髓，益气养血。

【辨证选药】活力苏口服液、补肾益脑片（胶囊）、安神补脑液、甜梦口服液（胶囊）、龟鹿宁神丸、参茸安神丸、茸血补心丸、琥珀安神丸、五味子糖浆、强力脑清素片、活力源口服液、健脑丸、益脑胶囊、神衰康颗粒、精乌胶囊。

此类中成药常用黄芪、党参、黄精以益气，当归、大枣养血，熟地黄、淫羊藿、鹿茸、补骨脂（盐制）、枸杞子、制何首乌以补肾填精，并配以一些行气活血之品。诸药合用以达到生精益髓，益气养血之目的。

三、用药注意

临床选药必须以辨证论治的思想为指导，针对不同证型，选择与其相对证的药物，才能收到较为满意的疗效。另外，患者应在医师的指导下选择用药。如正在服用其他药品，应当告知医师或药师；还需忌食辛辣，饮食宜清淡，切忌肥甘油腻食物，以防影响药效的发挥。药品贮藏宜得当，存于阴凉干燥处。药品性状发生改变时禁止服用。药品必须妥善保管，放在儿童不能接触的地方，以防发生意外。儿童若需用药，务请咨询医师，并必须在成人的监护下使用。对于具体药品的饮食禁忌、配伍禁忌、妊娠禁忌、证候禁忌、病证禁忌、特殊体质禁忌、特殊人群禁忌等，各药品内容中均有详细介绍，用药前务必仔细阅读。

附一

常用治疗失眠的中成药药品介绍

（一）心肾不交证常用中成药品种

乌灵胶囊

【处方】本品为发酵乌灵菌粉制成的胶囊。

【功能与主治】补肾健脑，养心安神。用于神经衰弱的心肾不交证，症见失眠、健忘、神疲乏力、腰膝酸软、脉细或沉无力等。

【用法与用量】口服。一次3粒，一日3次。

【注意事项】

1．忌烟、酒及辛辣、油腻食物。

2．服药期间要保持情绪乐观，切忌生气恼怒。

3．有高血压、心脏病、糖尿病、肝病、肾病等慢性病严重者应在医师指导下服用。

4．孕妇慎用，儿童及年老体弱者应在医师指导下服用。

5．服药7天症状无缓解，应去医院就诊。

【规格】每粒装0.33g。

【贮藏】密封，置阴凉干燥处。

朱砂安神丸

【处方】朱砂、黄连、当归、生地黄、炙甘草。

【功能与主治】清心养血，镇惊安神。用于胸中烦热，心神不宁，失眠多梦。

【用法与用量】口服，温开水送服。一次1丸，一日2次。

【注意事项】

1．心气不足，心神不安者勿用。

2．忌食辛辣、油腻及刺激性食物，忌烟酒。

3．因消化不良、胃脘嘈杂而怔忡不安、不眠等不宜服。

4．孕妇忌服。

5．腹部怕冷，便稀，气短乏力，面色苍白或萎黄者勿用。

6．与碘化物、溴化物不宜并用，因朱砂成分为硫化汞（HgS），在胃肠道遇到碘化物、溴化物产生有刺激性碘化汞、溴化汞，会引起赤痢样大便，从而产生严重的医源性肠炎。

7．不宜多服久服，儿童尤不宜久用。

【规格】每丸重9g。

【贮藏】密封，防潮，防虫蛀，防烂霉变质。置室内阴凉干燥处，以室温5℃～25℃为宜，室内相对湿度在60%～70%。

酸枣仁合剂

【处方】酸枣仁、川芎、茯苓、知母、甘草。

【功能与主治】养血安神，清热除烦。用于心肝阴血不足或心肾阴阳不交而致的失眠。临床运用的基本指征为：心悸、心烦，失眠，舌红口干等。

【用法与用量】 口服。一次 10 ~ 15ml，一日 3 次。

【注意事项】 痰热内盛者慎用。

【规格】 每支装 10ml。

【贮藏】 密封。

【药理毒理】 酸枣仁可抑制中枢神经系统，具有镇静作用[1]。

【临床报道】 刘华等把无器质性病变，每天睡眠 240 ~ 300 分钟为主症者 60 例随机分为两组。服药组和对照组分别在 9∶00、14∶00 时饮 1 ~ 2 杯茶（含 5g 茶）或咖啡（含 5g 咖啡），服药组在 19∶00 时服酸枣仁合剂 40ml，连服 10 天。对照组在相同时间服同量红糖水。睡眠监测的数据包括非快动眼睡眠期、快动眼睡眠期、记录时间、睡眠时间、觉醒时间、睡眠比、觉醒比。结果服药组与对照组患者治疗后相比，夜间睡眠 I 、II 期减少，III 、IV 期增加；夜间觉醒次数减少，总睡眠时间明显增加；慢波睡眠（SWS）结构比改变，SWS 的连续性好、周期性显著，明显优于对照组，有显著性差异（$P < 0.05$）。试验证明酸枣仁合剂治疗中老年失眠是一种有效方法[2]。

【参考文献】

[1] 洪庚辛 . 酸枣仁合剂对中枢抑制作用 [J]. 中药通讯，1988，（9）：42-44.

[2] 刘华，陈更业，贺弋 . 酸枣仁合剂对失眠症夜间慢波睡眠影响的研究 [J]. 宁夏医学杂志，2004，26（11）：703-705.

磁朱丸

【处方】 磁石（煅）、朱砂、六神曲。

【功能与主治】 重镇潜降，交通心肾。用于心悸、失眠、耳聋、圆翳内障、慢性单纯性青光眼、癫痫等病。运用本丸药的基本指征为：心悸而烦，失眠多梦，耳聋耳鸣，视物昏花，舌质红，苔薄黄，脉细数。凡心肾不交，心火浮扰者，皆可用之。

【用法与用量】 口服，空腹温开水送服。成人一次 3～6g，一日 2 次。7 岁以下小儿服成人 1/2 量。

【注意事项】 眼耳疾病属阴虚火旺者，宜合用六味地黄丸。脾胃虚弱而胃脘疼痛者慎用，肝肾功能差者不宜服。

【规格】 水丸，每 18 丸重 1g。

【贮藏】 密封。

【药理毒理】 本品有改善睡眠作用。

给予失眠大鼠磁朱丸后，其觉醒时间明显减少，睡眠总时间延长，主要表现为延长慢波睡眠 II 期（SWS$_2$）和快动眼睡眠（REMS）[1]。

【参考文献】

[1] 李尔逊，孙春宇，李廷利，等. 磁朱丸对失眠大鼠睡眠时相的影响 [J]. 中国医药导报，2008，5（2）：20-21.

（二）火热扰心证常用中成药品种

龙胆泻肝丸

【处方】 龙胆、柴胡、黄芩、栀子（炒）、泽泻、木通、车前子（盐炒）、当归（酒炒）、地黄、炙甘草。

【功能与主治】 清肝胆，利湿热。用于肝胆湿热，头晕目赤，耳鸣耳聋，胁痛口苦，尿赤，湿热带下；可用于失眠见上述证候者。

【用法与用量】 口服。水丸一次 3～6g，大蜜丸一次 1～2 丸，一日 2 次。

【注意事项】

1. 忌烟、酒及辛辣食物。

2. 不宜在服药期间同时服用滋补性中药。

3. 有高血压、心脏病、肝病、糖尿病、肾病等慢性病严重者应在医师指导下服用。

4. 服药后大便次数增多且不成形者，应酌情减量。

5. 孕妇慎用。儿童、哺乳期妇女、年老体弱及脾虚便溏者应在医师指导下服用。

6. 服药 3 天症状无缓解，应去医院就诊。

7. 对本品过敏者禁用，过敏体质者慎用。

【规格】 水丸，每袋装 6g；大蜜丸，每丸重 6g。

【贮藏】 密封。

【药理毒理】 本品有减小关木通单用所致的慢性肾损伤、改善肝脏血流、利胆等作用。

·**减小慢性肾损伤** 关木通所含有效成分之一马兜铃酸虽对肾脏有毒，但随复方配伍的使用，其肾毒性明显减少 [1]。

·**改善肝脏血流** 中药复方龙胆泻肝丸可保护肝脏，对抗阻塞性黄疸（OJ）所致肝清除率和肝血流量下降，改善肝脏血流动力学 [2]。

·**利胆作用** 含白木通的龙胆泻肝丸能显著增加 α-萘异硫氰酸酯（ANIT）致胆汁淤积大鼠的胆汁分泌量，并降低肝损伤及胆管损伤的程度，有降低血清总胆红素（TBIL）、直接胆红素（DBIL）水平的趋势 [3]。

【临床报道】 将 78 例生殖器疱疹患者随机分为两组，对照组采用泛昔洛韦 0.25g 口服，一日 3 次，治疗组在对照组基础上加用龙胆泻肝丸 6g 口服，一日 2 次，比较两组的疗效，结果显示：治疗组有效率 97.44%，对照组有效率 84.62%，治疗组有效率明显高于对照组[4]。

【不良反应】 目前尚没有文献报道关木通改为木通的龙胆泻肝丸的不良反应。

【参考文献】

[1] 李春香，赵玉庸，陈志强，等. 龙胆泻肝丸肾毒性的实验研究 [J]. 河北医科大学学报，2003，24（2）: 87-89.

[2] 张建平，周琰，王林，等. 龙胆泻肝丸对阻塞性黄疸大鼠肝脏转运功能的影响 [J]. 中成药，2007，29（7）: 979-980.

[3] 董伟，梁爱华，薛宝云. 龙胆泻肝丸（含白木通）对胆汁淤积大鼠利胆保肝作用的实验研究 [J]. 中国实验方剂学杂志，2007，13（10）: 37-38.

[4] 王翼飞，徐鹏. 龙胆泻肝丸联合抗病毒药治疗生殖器疱疹的疗效观察 [J]. 中国社区医师（医学专业），2012，14（27）: 168.

泻肝安神丸

【处方】 龙胆、黄芩、栀子（姜炙）、珍珠母、牡蛎、龙骨、柏子仁、酸枣仁（炒）、远志（去心，甘草炙）、当归、地黄、麦冬、蒺藜（去刺，盐炙）、茯苓、车前子（盐炙）、泽泻（盐炙）、甘草。

【功能与主治】 清肝泻火，重镇安神。用于失眠，心烦，惊悸及神经衰弱见失眠，心烦，急躁易怒，头晕头胀，目赤耳鸣，口干口苦，便秘尿赤，舌红苔黄，脉弦数。

【用法与用量】口服。一次 6g，一日 2 次。

【注意事项】

1．本品宜饭后服。

2．外感发热患者忌服，脾胃虚弱便溏者忌服。

3．服用本品 3 天后症状未见改善或加重者，应到医院就诊。

4．对本品过敏者禁用，过敏体质者慎用。

5．本品性状发生改变时禁止使用。

6．儿童必须在成人监护下使用。

7．请将本品放在儿童不能接触的地方。

8．如正在使用其他药品，使用本品前请咨询医师或药师。

【规格】每 100 丸重 6g，复合膜袋每袋装 6g。

【贮藏】密闭，防潮。

【临床应用】将 38 例患者分为两组，西药组 20 例，男 10 例，女 10 例，中西药组 18 例，男 8 例，女 10 例，两组均口服阿米替林，每次 2g，每天 2 次，中西药组同时口服泻肝安神丸，每次 6g（100 粒），每天 2 次。服药 1 周后，采用 Athens 失眠量表评定疗效，结果中西药组显效（改善率＞60%）3 例，有效（改善率＞30% ~ 60%）12 例，无效（改善率＜30%）3 例，西药组分别为 1 例、10 例及 9 例，中西药组明显优于西药组（$P < 0.05$）[1]。

【参考文献】

[1] 谢珂，刘仲伟．泻肝安神丸结合阿米替林治疗抑郁症伴失眠[J]．中国康复，2006，21（2）：102-103.

珍合灵片

【处方】珍珠层粉、灵芝、甘草。

【功能与主治】养心安神。用于心悸，心烦，头晕，失眠，入睡困难，易醒，伴腰酸腿软，乏力，易惊，易怒，舌红，脉细数。

【用法与用量】口服。一次 3 ～ 4 片，一日 3 次。

【禁忌】外感发热患者忌服。

【注意事项】本品宜餐后服。

【规格】每片重 0.3g。

【贮藏】密封。

珍珠粉胶囊

【处方】珍珠粉。

【功能与主治】安神，明目消翳。用于惊悸失眠，目生云翳。

【用法与用量】口服。一次 1 ～ 2 粒，一日 2 次。

【禁忌】孕妇禁用。

【注意事项】

1．忌烟、酒及辛辣、油腻食物。

2．服药期间要保持情绪乐观，切忌生气恼怒。

3．有高血压、心脏病、糖尿病、肝病、肾病等慢性病严重者应在医师指导下服用。

【规格】每粒装 0.3g。

【贮藏】密封。

清脑安神丸

【处方】远志、琥珀、牡蛎（煅）、磁石（煅）、五味子、川芎、菊花、当归、龙骨（煅）、九节菖蒲、地黄、丹参、麦冬、甘草、玉竹、栀子、黄芩、首乌藤、藤合欢。

【功能与主治】清热安神。用于惊悸怔忡，失眠健忘，头晕耳鸣，倦怠无力，心烦舌燥。

【用法与用量】口服。一次 10 丸，一日 2 次。

【注意事项】忌烟酒、辛辣刺激物。

【规格】每 10 丸重 2.6g。

【贮藏】密闭，防潮。

利心丸

【处方】貂心、茯苓、地黄、天冬、防己、牡丹皮、琥珀、朱砂。

【功能与主治】补心安神。用于心阴不足的心悸、心痹，症见心悸、心烦不寐、胸闷胸痛、头晕目眩、耳鸣腰酸、手足心热、脉细数或结代；西医的风湿性心脏病、心动过速、心律不齐、心力衰竭等见上述证候者。

【用法与用量】口服。一次 1 丸，一日 3 次。

【注意事项】孕妇及肝肾功能不全者慎用。

【规格】每丸重 9g。

【贮藏】密封。

甲亢灵片

【处方】墨旱莲、山药、丹参、龙骨（煅）、夏枯草、牡蛎（煅）。

【功能与主治】平肝潜阳，软坚散结。用于具有心悸、汗多、烦躁易怒、咽干、脉数等症状的甲状腺功能亢进症。可用于甲亢之失眠。

【用法与用量】口服。一次 6～7 片，一日 3 次。

【注意事项】腹胀食少者慎用。

【规格】每片重 0.26g。

【贮藏】密封。

（三）痰热扰心证常用中成药品种

保和丸

【处方】山楂（焦）、神曲（炒）、半夏（制）、茯苓、陈皮、连翘、莱菔子（炒）。

【功能与主治】消食，导滞，和胃。用于食滞胃脘证，脘腹痞满胀痛，嗳腐吞酸，恶食呕逆，或大便泄泻，舌苔厚腻，脉滑。可用于失眠时作，多发生在饮食后而见上述证候者。

【用法与用量】口服。水丸一次6～9g，大蜜丸一次1～2丸，一日2次。

【注意事项】

1. 忌酒及生冷、油腻、不易消化食物。

2. 不适用于因肝病或心肾功能不全所致之饮食不消化，不欲饮食，脘腹胀满者。

3. 身体虚弱者或老年人不宜长期服用。

4. 小儿应在医师指导下服用。

5. 孕妇忌服。

6. 服药3天症状无改善，或出现其他症状时，应立即停用并到医院诊治。

【规格】水丸，每袋装3g；大蜜丸，每丸重9g。

【贮藏】密封。

【药理毒理】本品有调节胃肠运动、助消化、抗溃疡作用。

· 调节胃肠运动　本品2.4g/kg灌肠有加快正常小鼠及利血平

所致脾虚小鼠胃排空和小肠推进的作用[1]。

·**抗溃疡作用**　本品 20g/kg 预先灌胃 3 天，实验时十二指肠给药，可减少幽门结扎小鼠胃液分泌量和总酸排出量，提高胃蛋白酶活性[2]。

·**助消化作用**　本品灌肠可以增加食积模型大鼠的进食量、排便量和体重[3]。

·**毒理**　小鼠最大耐受量 120g/kg，相当于成人临床用量的 650 倍，未见明显毒性反应[2]。

【**不良反应**】常见的不良反应主要为嗜睡、口干、恶心、头昏、食欲减退、乏力，程度都较轻。

【**临床应用**】选取 2011 年 7 月～9 月在浙江省立同德医院门诊就诊的不寐患者 61 例，随机分为 2 组，治疗组 30 例，男 14 例，女 16 例；对照组 31 例，男 15 例，女 16 例。治疗组痊愈 16 例，显效 9 例，有效 3 例，无效 2 例，愈显率 83.3%，总有效率 93.3%。对照组痊愈 15 例，显效 7 例，有效 5 例，无效 4 例，愈显率 71.0%，总有效率 87.1%。治疗组愈显率和总有效率高于对照组（$P < 0.05$）[4]。

【**参考文献**】

[1] 刘欣，邬敏，蕾莉，等.复方中药健脾丸和保和丸对小鼠胃肠运动的影响 [J].世界华人消化杂志，2003，11（1）：54.

[2] 王汝俊，傅定中，邵庭荫，等.保和丸的消化药理研究 [J].中药药理与临床，1991，7（4）：1-4.

[3] 毕可恩，刘爱华，朱富华，等.食积动物模型建立及中药治疗观察 [J].山东中医学院学报，1990，14（2）：71.

[4] 吕洋洋，冯斌.保和丸加味治疗胃气失和型不寐的临床对

照研究 [J]. 浙江中西医结合杂志，2012，22（9）：699-700.

清脑复神液

【处方】人参、黄芪、当归、鹿茸（去皮）、菊花、薄荷、柴胡、决明子、荆芥穗、丹参、远志、五味子、枣仁、莲子心、麦冬、百合、竹茹、黄芩、桔梗、陈皮、茯苓、甘草、半夏、枳壳、干姜、石膏、冰片、大黄、木通、黄柏、柏子仁、莲子肉、知母、石菖蒲、川芎、赤芍、桃仁（炒）、红花、山楂、牛膝、白芷、藁本、蔓荆子、葛根、防风、羌活、钩藤、地黄。

【功能与主治】清心安神，化痰醒脑，活血通络。用于神经衰弱，失眠，顽固性头痛，脑震荡后遗症所致头痛、眩晕、健忘、失眠等症。

【用法与用量】口服。轻症一次10ml，重症一次20ml，一日2次。

【注意事项】孕妇及对酒精过敏者慎用。

【规格】每支装10ml。

【贮藏】密封。

温胆宁心颗粒

【处方】酸枣仁、党参、半夏、陈皮、竹茹、枳实、茯苓、石菖蒲、远志、龙骨、牡蛎等。

【功能与主治】温胆益气，宁心安神。用于心胆气虚证的失眠，睡而不实，易惊醒，心悸怔忡，胸闷气短，眩晕自汗。

【用法与用量】开水冲服。一次6g，一日3次。

【注意事项】忌食辛辣、油腻食物。

【规格】每袋装6g。

【贮藏】密封。

安神温胆丸

【处方】制半夏、陈皮、竹茹、枳实、茯苓、人参（去芦）、熟地黄、五味子、酸枣仁（炒）、朱砂、远志（制）、大枣、甘草。

【功能与主治】和胃化痰，安神定志。用于心胆虚怯，触事易惊，心悸不安，虚烦不寐，厌食呕恶，苔白腻或黄腻，脉滑数。

【用法与用量】口服。一次7.5g，一日2次。

【禁忌】孕妇忌服。

【注意事项】忌食辛辣、油腻食物。

【规格】每45粒重7.5g。

【贮藏】密封。

（四）瘀血阻滞证常用中成药品种

血府逐瘀口服液（胶囊、颗粒、丸）

【处方】当归、生地、桃仁、红花、枳壳、赤芍、柴胡、甘草、桔梗、牛膝。

【功能与主治】活血祛瘀，行气止痛。用于瘀血停滞胸中而见胸痛、头痛，痛如针刺而有定处，或呃逆干呕、烦急、心悸失眠、午后潮热，或唇舌紫黯、舌有瘀点、脉弦涩等症；及头痛、眩晕、脑损伤后遗症、冠心病、心绞痛等。可用于失眠见上述证候者。

【用法与用量】

口服液：口服。一次10ml，一日3次；或遵医嘱。

胶囊：温开水送服。一次 6 粒，一日 2 次，1 个月为一疗程。

颗粒剂：口服。一次 1 袋，一日 3 次。

丸剂：空腹用红糖水送服。一次 1～2 丸，一日 2 次。

【禁忌】孕妇忌服。

【注意事项】

1. 服药期间忌辛辣、生冷食物。

2. 孕妇忌服。

3. 体质虚弱，而见气短乏力，易感冒，舌淡苔薄者不宜应用。

【规格】

口服液：每支装 10ml。

胶囊：每粒装 0.4g。

颗粒剂：每袋装 5g。

丸剂：每丸重 9g。

【贮藏】密封，置阴凉处。

脑震宁颗粒

【处方】地黄、当地、酸枣仁（炒）、柏子仁、茯苓、陈皮、丹参、川芎、地龙、牡丹皮、竹茹。

【功能与主治】凉血活血，化瘀通络，益血安神，宁心定志，除烦止呕。用于脑外伤引起的头痛、头晕，烦躁，失眠多梦，健忘惊悸，恶心呕吐，胸闷纳差，舌暗，苔白，脉涩；及西医之颅脑损伤后遗症，脑震荡后遗症，血管神经性头痛见上述证候者。

【用法与用量】开水冲服。一次 2～3 袋，一日 2 次。

【注意事项】高血压患者忌服。

【规格】每袋装 6g（未添加蔗糖）。

【贮藏】密闭。

七十味珍珠丸

【处方】珍珠、檀香、降香、九眼石、西红花、牛黄、麝香等。

【功能与主治】安神，镇静，通经活络，调和气血，醒脑开窍。用于"黑白脉病"、"龙血"不调，中风、瘫痪、半身不遂、癫痫、脑溢血、脑震荡、心脏病、高血压及神经性障碍。

【用法与用量】研碎后开水送服。重病人一日 1g；一般每隔 3 ～ 7 天 1g。

【注意事项】禁用陈旧、酸性食物。

【规格】（1）每 30 丸重 1g，（2）每丸重 1g。

【贮藏】密封。

（五）气血两虚证常用中成药品种

归脾丸（合剂）

【处方】党参、白术（炒）、黄芪（炙）、茯苓、远志（制）、酸枣仁（炒）、龙眼肉、当归、木香、大枣（去核）、甘草（炙）。

【功能与主治】益气健脾，养血安神。用于心脾两虚，气短心悸，失眠多梦，头昏头晕，肢倦乏力，食欲不振。

【用法与用量】

丸剂：口服，用温开水或生姜汤送服。大蜜丸一次 1 丸，浓缩丸一次 8 ~ 10 丸，小蜜丸一次 9g，水蜜丸一次 6g，一日 3 次。

合剂：口服。一次 10 ~ 20ml，一日 3 次。

【注意事项】

1．过敏体质者慎用。

2．饮食宜清淡，忌食生冷、油腻、辛辣及难消化的食品。

3．服药期间不宜饮酒、吸烟，少喝浓茶或咖啡。

4．感冒发热者不宜服。

【规格】

丸剂：大蜜丸，每丸重 9g；浓缩丸，每 8 丸相当于原药材 3g；小蜜丸，每 10 丸重 2g；水蜜丸，每 10 丸重 1.5g。

合剂：(1) 每支装 10ml，(2) 每瓶装 100ml。

【贮藏】 密封。

参芪五味子片（胶囊）

【处方】 南五味子、党参、黄芪、酸枣仁（炒）。

【功能与主治】 健脾益气，宁心安神。用于气血不足，心脾两虚所致的失眠，多梦，健忘，乏力，心悸，气短，自汗。

【用法与用量】

片剂：口服。一次 3 ~ 5 片，一日 3 次。

胶囊：口服。一次 3 ~ 5 粒，一日 3 次。

【注意事项】 实热证者不宜服，待实热证退后可服用。

【规格】

片剂：素片，每片重 0.25g。

胶囊：每粒装 0.21g。

【贮藏】 密封。

柏子养心丸（片）

【处方】 柏子仁、党参、炙黄芪、川芎、当归、茯苓、远志（制）、酸枣仁、肉桂、五味子（蒸）、半夏曲、炙甘草、朱砂。

【功能与主治】 补气，养血，安神。用于心气虚寒，心悸易惊，失眠多梦，健忘。

【用法与用量】

丸剂：口服。大蜜丸一次 1 丸，水蜜丸一次 6g，小蜜丸一次 9g，一日 2 次。

片剂：口服。一次 3 ~ 4 片，一日 2 次。

【注意事项】

1. 忌食辛辣食物。

2. 失眠伴头胀痛者不宜服。

3. 燥热心烦或肝阳上亢见手足心热，口燥咽干，眩晕耳鸣，头目胀痛，腰膝酸软，面红等有热象者均不宜服用。

4. 本品含朱砂，不可过服、久服，不可与溴化物、碘化物等药同服。

5. 宜饭后服。

【规格】

丸剂：大蜜丸，每丸重 9g；水蜜丸，每 100 粒重 10g；小蜜丸，每瓶装 120g。

片剂：每片重 0.3g。

【贮藏】 密封。

安神健脑液

【处方】 人参、五味子（醋炙）、麦冬、枸杞子、丹参。

【功能与主治】 益气养血，滋阴生津，养心安神。用于气血两亏、阴津不足所致的失眠多梦，神疲健忘，头晕头痛，心悸乏力，口干少津等症。

【用法与用量】 口服。一次 10ml，一日 3 次。

【注意事项】

1．本品宜餐后服。

2．感冒者不宜服。

3．服本药时不宜同时服用藜芦、五灵脂、皂荚或其制剂；不宜喝茶和吃萝卜，以免影响药力。

4．服本药 1 周后症状未见改善，或症状加重者，应立即停药并去医院就诊。

【规格】 每支装 10ml。

【贮藏】 密封，置阴凉处。

刺五加脑灵洗液

【处方】 刺五加浸膏、五味子流浸膏。

【功能与主治】 健脾补肾，宁心安神。用于心脾两虚、脾肾不足所致的心神不宁，失眠多梦，健忘，倦怠乏力，食欲不振。

【用法与用量】 口服。一次 10ml，一日 2 次。

【注意事项】

1．本品宜餐后服。

2．服本药 1 周后症状未见改善，或症状加重者应立即停药并去医院就诊。

3．外感发热者忌服。

【规格】每瓶装 100ml。

【贮藏】密封，置阴凉处。

灵芝片（颗粒、糖浆、胶囊）

【处方】主要成分为灵芝。

【功能与主治】宁心安神，健脾和胃。用于心慌气短，头晕目眩，失眠多梦，食欲不振，久咳气喘，舌淡苔白，脉细弱。临床用于失眠健忘，身体虚弱，神经衰弱，慢性支气管炎，亦可用于冠心病的辅助治疗。

【用法与用量】

片剂：口服。一次 3 片，一日 3 次。

颗粒剂：开水冲服。一次 2g，一日 3 次。

糖浆：口服。一次 20ml，一日 3 次。

胶囊：口服。一次 2 粒，一日 3 次。

【禁忌】对真菌类食品有过敏史者忌服。

【注意事项】内有湿热或实热者不宜服。

【规格】

片剂：每片重 0.3g。

颗粒剂：每袋装 2g。

糖浆：每瓶装 300ml。

胶囊：每粒装 0.27g。

【贮藏】密封。

益心宁神片

【处方】人参茎叶总皂甙、藤合欢、五味子、灵芝。

【功能与主治】补气生津，养心安神。用于心悸气短，多梦失眠，记忆力减退，舌淡嫩，脉细弱或细数。

【用法与用量】口服。一次5片，一日3次。

【注意事项】

1．服本药时不宜同时服用藜芦、五灵脂、皂荚或其制剂；不宜喝茶和吃萝卜，以免影响药力；忌食辛辣、生冷、油腻食物。

2．外感发热者不宜服。

3．本品宜餐后服。

【规格】糖衣片，每片重0.3g。

【贮藏】密闭，防潮。

养心定悸膏（口服液）

【处方】地黄、麦冬、红参、大枣、阿胶、黑芝麻、桂枝、生姜、炙甘草。

【功能与主治】养血益气，复脉定悸。用于气虚血少，心悸气短，心律不齐，盗汗失眠，咽干舌燥，大便干结，舌淡苔薄，脉细弱；亦可用于西医之心律失常，更年期综合征见上述证候者。

【用法与用量】

膏剂：口服。一次15～20g，一日2次。

口服液：口服。一次20ml，一日2次。

【注意事项】

1．忌不易消化食物。

2．感冒发热者不宜服用。腹胀便溏、食少苔腻者不宜服。

3．糖尿病患者及有高血压、心脏病、肝病、肾病等慢性病严重者应在医师指导下服用。

4．儿童、孕妇、哺乳期妇女应在医师指导下服用。

【规格】

膏剂：每瓶装 20g。

口服液：每支装 10ml。

【贮藏】密封，置阴凉处。

紫芝多糖片

【处方】主要成分为紫芝多糖粉。

【功能与主治】滋补强壮，养心安神。用于气血亏虚见失眠、健忘、眩晕、心慌气短、神疲乏力、腰膝酸软、舌淡、苔薄、脉细弱。西医之神经衰弱，白细胞和血小板减少症，电离辐射及职业性造血损伤及肿瘤患者放、化疗后白细胞下降等见上述证候者。

【用法与用量】口服，饭后服。一次 3 片，一日 3 次。

【注意事项】

1．阴虚火旺、心肾不交的失眠不宜单独使用。

2．感冒者慎用。

3．忌食生冷、辛辣。

【规格】每片重 0.3g。

【贮藏】密封。

眠安宁口服液（颗粒）

【处方】丹参、熟地黄、首乌藤、白术（麸炒）、陈皮、远志

（制）、大枣。

【功能与主治】养血安神。用于心脾两虚、心神不宁之失眠多梦，气短乏力，心悸等症。

【用法与用量】

口服液：口服。一次 20ml，一日 2 次。

颗粒剂：口服。一次 1 袋，一日 2 次。

【注意事项】

1. 痰火扰心、肝胆火旺之失眠、心悸者不宜使用。

2. 孕妇慎用。

【规格】

口服液：每支装 10ml。

颗粒剂：每袋装 6g。

【贮藏】密封。

北芪五加片

【处方】黄芪干浸膏、刺五加浸膏。

【功能与主治】益气，健脾，安神。用于体虚乏力，腰膝酸软，失眠多梦，食欲不振。

【用法与用量】口服。一次 4 ~ 6 片，一日 3 次。

【注意事项】

1. 忌油腻食物。

2. 孕妇、糖尿病患者应在医师指导下服用。

3. 高血压患者慎用。

4. 阴虚阳亢、痰火扰心之失眠不宜用。

5. 本品宜饭前服用。

【规格】每片重 0.3g。

【贮藏】密封。

七叶神安片

【处方】三七叶总皂苷。

【功能与主治】益气安神。用于心气不足所致的心悸、失眠。

【用法与用量】口服。一次 50～100mg，一日 3 次，饭后服；或遵医嘱。

【注意事项】

1．忌烟、酒及辛辣、油腻食物。

2．服药期间要保持情绪乐观，切忌生气恼怒。

3．感冒发热者不宜服用。

【规格】每片含三七叶总皂苷 50mg。

【贮藏】密封。

（六）心肝血虚证常用中成药品种

安神补心丸（颗粒、胶囊）

【处方】安神膏、丹参、石菖蒲、五味子。

【功能与主治】养心安神。用于心血不足、虚火内扰所致的心悸失眠，头晕耳鸣。

【用法与用量】

丸剂：口服。一次 15 丸，一日 3 次。

颗粒剂：口服。一次 1.5g，一日 3 次。

胶囊：口服。一次 4 粒，一日 3 次。

【注意事项】

1．忌烟、酒及辛辣、油腻食物。

2．服药期间要保持情绪乐观，切忌生气恼怒。

3．感冒发热者不宜服用。

4．有高血压、心脏病、肝病、糖尿病、肾病等慢性病严重者应在医师指导下服用。

5．儿童、孕妇、哺乳期妇女、年老体弱者应在医师指导下服用。

6．服药 7 天症状无缓解，应去医院就诊。

【规格】

丸剂：水丸，每 15 丸重 2g。

颗粒剂：每袋装 1.5g。

胶囊：每粒装 0.5g。

【贮藏】密封。

天王补心丸（液）

【处方】人参（去芦）、玄参、丹参、茯苓、远志、桔梗各五钱，生地黄四两，当归（酒浸）、五味、天门冬、麦门冬（去心）、柏子仁、酸枣仁（炒）。

【功能与主治】滋阴养血，补心安神。用于阴虚血少，神志不安证。心悸失眠，虚烦神疲，梦遗健忘，手足心热，口舌生疮，舌红少苔，脉细而数。现代常用于失眠，精神分裂症，心脏病，甲亢等见上述证候者。

【用法与用量】

丸剂：口服。大蜜丸一次 1 丸，水丸一次 6g，小蜜丸一次 8

丸，一日 2 次。

口服液：口服。一次 15ml，一日 2 次。

【注意事项】 若脾胃虚弱见饮食少思，大便不实者，不宜用；忌胡荽、大蒜、萝卜、烧酒等辛辣刺激食物和鱼腥。不宜久服，肝肾功能不全者慎用。

【规格】

丸剂：大蜜丸，每丸重 9g；水丸，每 100 丸重 6g；小蜜丸，每 8 丸相当于原药材 3g。

口服液：（1）每瓶装 100ml，（2）每支装 10ml。

【贮藏】 密封。

枣仁安神液（胶囊、颗粒）

【处方】 酸枣仁（炒）、丹参、五味子（醋制）。

【功能与主治】 补心养肝，安神益智。用于失眠，头晕，健忘。现代常用于心肝血虚引起的睡眠障碍，症见失眠，多梦易醒，心慌健忘，头晕、头痛，面色苍白或萎黄，舌淡苔白者。

【用法与用量】

口服液：口服，晚临睡前服。一次 10 ~ 20ml，一日 1 次。

胶囊：口服，晚临睡前服。一次 5 粒，一日 1 次。

颗粒剂：开水冲服，晚临睡前服。一次 5g，一日 1 次。

【注意事项】

1．孕妇慎用。

2．由消化不良导致的睡眠差者忌用。

3．按照用法用量服用，糖尿病患者、小儿应在医师指导下服用。

4．服药 2 周症状未缓解，应去医院就诊。

【规格】

口服液：每支装 10ml。

胶囊：每粒装 0.45g。

颗粒剂：每袋装 5g。

【贮藏】密封，置阴凉干燥处。

心神宁片

【处方】酸枣仁（炒）、栀子、远志、甘草、茯苓、六神曲、糊精、硬脂酸镁。

【功能与主治】养血除烦，宁心安神。用于心肝血虚所致的失眠多梦，烦躁易惊，疲倦食少。

【用法与用量】口服。一次 4～6 片，一日 3 次。

【注意事项】

1．忌烟、酒及辛辣、油腻食物。

2．服药期间要保持情绪乐观，切忌生气恼怒。

3．有高血压、心脏病、糖尿病、肝病、肾病等慢性病严重者应在医师指导下服用。

【规格】每片重 0.25g。

【贮藏】密封。

养血安神丸（片、糖浆）

【处方】首乌藤、鸡血藤、熟地黄、地黄、合欢皮、墨旱莲、仙鹤草，辅料：生赭石粉。

【功能与主治】滋阴养血，宁心安神。用于阴虚血少之心悸，头晕耳鸣，失眠多梦，手足心热，腰酸，口干少津。

【用法与用量】

丸剂：口服。一次 6g，一日 3 次。

片剂：口服。一次 5 片，一日 3 次。

糖浆：口服。一次 18ml，一日 3 次。

【禁忌】脾胃虚寒，大便溏者忌服。

【注意事项】

1．脾胃虚寒，大便溏者忌服。

2．脾胃虚弱者宜在饭后服用，以减轻药物对胃肠的刺激。

3．服药 2 周症状未改善，应向医师咨询。

4．按照用法用量服用，小儿应在医师指导下服用。

【规格】

丸剂：浓缩丸，每 100 粒重 12g。

片剂：基片重约 0.25g（相当于总药材 1.1g）。

糖浆：每瓶装 100ml。

【贮藏】密封。

宁神丸

【处方】地黄（酒蒸）、陈皮、川芎（酒制）、当归（酒蒸）、白芍（酒炒）、远志（制）、酸枣仁（炒）、麦冬、平贝母、茯苓、甘草。

【功能与主治】养血安神。用于心神不宁，烦躁梦多，神经衰弱，惊悸失眠。

【用法用量】口服。大蜜丸一次 1 丸，一日 2 次。

【禁忌】孕妇禁用，糖尿病患者及外感发热患者禁用。

【注意事项】

1．忌烟、酒及辛辣、油腻食物。

2．服药期间要保持情绪乐观，切忌生气恼怒。

3．有高血压、心脏病、肝病、肾病等慢性病严重者应在医师指导下服用。

【规格】 大蜜丸，每丸重 5.6g。

【贮藏】 密封。

定心丸

【处方】 党参、当归、地黄、茯苓、柏子仁、酸枣仁、麦冬、石菖蒲、五味子、朱砂、甘草（蜜炙）、远志、黄芩、琥珀、虫白蜡。

【功能与主治】 益气养血，宁心安神。用于心血不足，烦躁失眠，健忘怔忡，惊悸多梦，神疲体倦，苔白或黄，脉弦细或兼数。

【用法与用量】 口服。大蜜丸一次 1 丸，水蜜丸一次 4g（1袋），一日 2 次。

【禁忌】

1．本品含有朱砂，可造成蓄积中毒，故不宜大量服用，也不宜少量久服，肝肾功能不全者禁服。

2．孕妇、哺乳期妇女禁服。

【注意事项】 本品含有朱砂，目前尚缺乏其对儿童的安全性研究资料，故儿童慎用。

【规格】 大蜜丸，每丸重 6g；水蜜丸，每 70 粒重 4g。

【贮藏】 密封。

安神养心丸

【处方】 熟地黄、白术（炒）、甘草、石菖蒲、茯苓、琥珀、川芎、党参、白芍（酒炒）、当归、黄芪（制）、酸枣仁（炒）、远志（制）。

【功能与主治】补气养血，安神定志。用于气血两亏，机体衰弱，精神恍惚，惊悸失眠。

【用法与用量】口服。一次1丸，一日2次。

【禁忌】外感发热者忌服。

【注意事项】

1．孕妇慎用。

2．本品宜餐后服。

【规格】大蜜丸，每丸重9g。

【贮藏】密封，防潮。

滋肾宁神丸

【处方】熟地黄、制何首乌、金樱子、菟丝子（制）、女贞子、五味子、山药、茯苓、丹参、白芍（炒）、酸枣仁（炒）、首乌藤等。

【功能与主治】滋补肝肾，宁心安神。用于治疗肝肾亏损，头晕耳鸣，失眠多梦，怔忡健忘，腰酸，神经衰弱。

【用法与用量】口服。一次10g，一日2次。

【禁忌】外感发热者忌服，痰火实热者忌服。

【注意事项】

1．本品宜餐后服。

2．本品为肝肾阴虚而设，体实阳虚者忌服。

3．忌辛辣、油腻、生冷之品。

【规格】（1）每瓶装10g，（2）每瓶装80g，（3）每50丸重10g。

【贮藏】密封。

夜宁糖浆（颗粒）

【处方】合欢皮、灵芝、首乌藤、大枣、女贞子、甘草、浮小麦。

【功能与主治】养血安神。用于心血不足所致的失眠，多梦，健忘，头晕，乏力；神经衰弱见上述证候者。

【用法与用量】

糖浆：口服。一次40ml，一日2次。

颗粒剂：开水冲服。一次20g，一日2次。

【注意事项】

1. 忌烟、酒及辛辣、油腻食物。

2. 服药期间要保持情绪乐观，切忌生气恼怒。

3. 感冒发热者不宜服用。

4. 糖尿病患者及有高血压、心脏病、肝病、肾病等慢性病严重者应在医师指导下服用。

【规格】

糖浆：每瓶装340ml。

颗粒剂：每袋装20g。

【贮藏】密封，置阴凉处。

脑乐静（糖浆）

【处方】甘草浸膏、大枣、小麦。

【功能与主治】养心安神。用于心神失养所致的精神忧郁，易惊不寐，烦躁。

【用法与用量】口服。一次30ml，一日3次。

【注意事项】

1. 忌辛辣、生冷及油腻、难消化的食物。

2. 服药期间要保持情绪乐观，切忌生气恼怒。

【规格】 每盒装（1）180ml，（2）270ml（降糖型）。

【贮藏】 密封。

脑力静糖浆

【处方】 大枣、小麦、甘草流浸膏、甘油磷酸钠、维生素 B_1、维生素 B_2、维生素 B_6。

【功能与主治】 养心安神，和中缓急，补脾益气。用于心气不足引起的神经衰弱，头晕目眩，身体虚弱，失眠健忘，精神忧郁，烦躁及小儿夜寐不安。

【用法与用量】 口服。一次 10～20ml，一日 3 次。

【禁忌】 外感发热者忌服。

【注意事项】

1. 糖尿病患者慎用。

2. 本品宜餐后服。

【规格】 每瓶装 10ml。

【贮藏】 密封。

睡安胶囊

【处方】 酸枣仁（炒）、五味子、远志、首乌藤、丹参、石菖蒲、知母、甘草、茯苓。

【功能与主治】 养血安神，清心除烦。用于心烦不寐，怔忡惊悸，梦多易醒或久卧不眠。

【用法与用量】口服。一次 3 粒，一日 3 次。

【禁忌】外感发热患者忌服。

【注意事项】本品宜餐后服。

【规格】每粒装 0.5g。

【贮藏】密封。

安尔眠糖浆

【处方】丹参（切片）、首乌藤、大枣，辅料：蔗糖、糖精钠、香草香精、山梨酸。

【功能与主治】安神。用于神经衰弱和失眠。

【用法与用量】口服。一次 10 ～ 15ml，一日 3 次。

【禁忌】外感发热患者忌服。

【注意事项】

1．糖尿病患者慎用。

2．本品宜餐后服。

【规格】每支装 10ml。

【贮藏】密封，置阴凉处。

养阴镇静片

【处方】当归、麦冬、五味子、首乌藤、地黄、茯苓、柏子仁、党参、珍珠母、玄参、丹参、远志、桔梗、朱砂。

【功能与主治】滋阴养血，镇惊安神。用于心血不足，健忘，心烦不安，心悸失眠。

【用法与用量】口服。一次 4 ～ 6 片，一日 3 次。

【注意事项】

1．实热、痰热不寐者不宜用。

2．含朱砂，不宜久服，肝肾等疾病患者不宜服。

【规格】每片重 0.3g。

【贮藏】密封。

（七）肝气郁滞证常用中成药品种

百乐眠胶囊

【处方】百合、刺五加（生）、首乌藤、合欢花、珍珠母、石膏、酸枣仁、茯苓、远志、玄参、地黄（生）、麦冬、五味子、灯心草、丹参，辅料为淀粉。

【功能与主治】滋阴清热，养心安神。用于肝郁阴虚型失眠，症见入睡困难、多梦易醒、醒后不眠、头晕乏力、烦躁易怒、心悸不安等。

【用法与用量】口服。一次 4 粒，一日 2 次，14 天为一个疗程。

【注意事项】

1．忌烟、酒及辛辣、油腻食物。

2．不宜与葱姜蒜、海鲜及寒凉等刺激性食物同食。

3．有高血压、心脏病、糖尿病、肝病、肾病等慢性病严重者应在医师指导下服用。

4．服药期间要保持情绪乐观，切忌生气恼怒。

5．服药 7 天症状无缓解，应去医院就诊。

【规格】每粒装 0.27g。

【贮藏】密封。

【临床报道】刘万枫等对 40 例失眠症患者进行开放性治疗。用睡眠评定量表（SDRS）进行疗效评价。治疗后 1 周和 2 周，患者 SDRS 评分中位数均较治疗前明显降低（$P < 0.01$），2 周时降低更明显（$P < 0.01$）。1 周时有效率为 20%，2 周时有效率为 85%（$P < 0.01$）。SDRS 评定结果显示各临床表现均较治疗前明显好转（$P < 0.01$）。结论：百乐眠胶囊是治疗失眠症安全有效的药物[1]。

【参考文献】

[1] 刘万枫，薛冠华，王珊娟．百乐眠胶囊治疗失眠症的临床研究 [J]．中国神经免疫学和神经病学杂志，2006，13（3）：177-179.

舒眠胶囊

【处方】酸枣仁、柴胡、白芍、僵蚕、合欢花、合欢皮、蝉蜕、灯心草。

【功能与主治】疏肝解郁，宁心安神。用于肝郁伤神所致的失眠。运用本方指征为：失眠多梦，精神抑郁或急躁易怒，胸胁苦满或胸膈不畅，口苦目眩，舌边尖略红，苔白或微黄，脉弦。西医之神经衰弱、更年期综合征、亚健康状态等见上述表现者，属次辨治范围。

【用法与用量】口服。一次 3 粒，一日 2 次，晚饭后、临睡前服（或临睡前一次服 6 粒）。

【注意事项】注意避免精神刺激、酗酒、过度疲劳；睡前摄食勿过量，不参加导致过度兴奋的活动等。

【规格】每粒装 0.4g。

【贮藏】密封。

【药理毒理】本品有镇静催眠作用。

小鼠自主活动实验表明（n=20），本药 9.75、3.90、1.95g·kg^{-1}·d^{-1} 的高、中、低 3 个剂量都能显著地抑制小鼠的自主活动，与空白对照组比较差异显著（$P < 0.001$），高剂量组与安定组无显著性差异（$P > 0.05$）。15d 给药，对小鼠阈下剂量戊巴比妥钠的镇静催眠作用有明显的协同作用，15min 睡眠率空白组为 10%，高、中剂量组分别为 75%、60%，与空白组比较均有显著差异（$P < 0.001$），而眠安宁对照组（10.40ml·kg^{-1}·d^{-1}）15min 睡眠率为 45%，表明本品作用强度优于对照组。即使 1d 内给药也可对阈下剂量戊巴比妥钠致小鼠的镇静催眠作用有显著协同作用，且高剂量组的作用强度与安定相当[1]。

【参考文献】

[1] 谢梅，廖名龙. 舒眠胶囊[J]. 中国新药杂志，2001，10（5）：386.

解郁安神颗粒

【处方】柴胡、郁金、栀子（炒）、胆南星、茯苓、石菖蒲、远志（制）、百合、酸枣仁（炒）、龙齿、浮小麦、炙甘草、大枣、半夏（制）、当归、白术（炒），辅料为蔗糖。

【功能与主治】舒肝解郁，安神定志。用于情志不舒，肝郁气滞等精神刺激所致的心烦，焦虑，失眠，健忘，更年期症候群。

【用法与用量】开水冲服。一次 5g，一日 2 次。

【禁忌】孕妇、哺乳期妇女禁用。

【注意事项】

1．少吃生冷及油腻难消化的食品。

2．服药期间要保持情绪乐观，切忌生气恼怒。

3．火郁证者不适用，主要表现为口苦咽干、面色红赤、心中烦热、胁胀不眠、大便秘结。

4．阴虚火旺者不宜。

5．有高血压、心脏病、糖尿病、肝病、肾病等慢性病严重者应在医师指导下服用。

【规格】 每袋重 5g。

【贮藏】 密封。

【药理毒理】 本品有镇静、镇痛及提高免疫力作用。

柴胡皂甙及柴胡皂甙元 A 有明显镇静作用；当归挥发油有降脂、镇痛及镇静作用；姜半夏、茯苓、白术化痰散结，并有镇静及促进细胞免疫与体液免疫的作用[1]。

【参考文献】

[1] 张金钊．中西医结合治疗 84 例持续性躯体形式疼痛障碍对照研究 [J]．光明中医，2012，27（6）：1205-1207．

（八）肾精不足，气血亏虚证常用中成药品种

活力苏口服液

【处方】 制何首乌、枸杞子、黄精（制）、黄芪、淫羊藿、丹参。

【功能与主治】 益气补血，滋养肝肾。用于年老体弱，精神萎靡，失眠健忘，眼花耳聋，脱发或头发早白属气血不足、肝肾亏

虚者。现代常用于睡眠障碍，见多梦易醒，心慌，健忘，头晕目眩，眼花耳鸣，腰膝酸软，手足心热，颧红，汗多，脱发或头发早白，舌红少苔者。

【用法与用量】 口服。一次 10ml，一日 1 次，睡前服。

【注意事项】

1．忌油腻食物。

2．外感或实热内盛者不宜服用。

3．本品宜饭前服用。

4．按照用法用量服用，孕妇、高血压、糖尿病患者应在医师指导下服用。

5．服药 2 周或服药期间症状未明显改善，或症状加重者，应立即停药并到医院就诊。

【规格】 每支装 10ml。

【贮藏】 密封。

【药理毒理】 本品有抗衰老及改善睡眠作用。

·**抗衰老**　本品能降低自然衰老小鼠肝、脑、肾组织 p16 基因的表达，发挥抗衰老作用[1]。

·**睡眠障碍的治疗**　服用该药 28 天以上能改善入睡时间、觉醒次数、持续睡眠时间和睡眠质量[2]。

【不良反应】 可能有恶心，腹泻，头晕等不良反应[2]。

【参考文献】

[1] 林欣，谭喜莹，郑玉娇. 活力苏口服液对自然衰老小鼠肝、脑、肾组织 p16 基因表达的影响 [J]. 现代中西医结合杂志，2013，22（2）：142-143.

[2] 陶领港，袁永贵. 活力苏口服液和艾司唑仑治疗失眠症的

临床对照研究 [J]. 华夏医学，2005，18（6）：935-936.

补肾益脑片（胶囊）

【处方】人参（红参）、鹿茸（去毛）、酸枣仁（炒）、熟地黄、茯苓、玄参、远志（蜜制）、麦冬、五味子、当归、川芎、牛膝、山药（炒）、补骨脂（盐制）、枸杞子、朱砂。

【功能与主治】补肾益气，养血生精。用于气血两虚，肾虚精亏所致的心悸气短，失眠健忘，盗汗，腰腿酸软，耳鸣耳聋。

【用法与用量】

片剂：口服，空腹淡盐汤送下。一次4～6片，一日3次。

胶囊：口服。一次3～4粒，一日2次。

【禁忌】儿童、孕妇及哺乳期妇女禁用，肝肾功能不全者禁服，感冒发热者禁服。

【注意事项】

1．忌辛辣、生冷、油腻食物。

2．本品宜饭前服用。

3．高血压、心脏病、肝病、糖尿病、肾病等慢性病患者应在医师指导下服用。

4．不宜超剂量及持续服用。

5．本品不能长期或反复服用，服药1周症状无缓解，应去医院就诊。

【规格】

片剂：每片重0.33g。

胶囊：每粒装0.35g。

【贮藏】密封。

【药理毒理】本品有促进学习记忆及镇静作用。

·促进学习记忆　小鼠口服本品10天，能明显缩短走迷宫时间，减少错误发生次数[1]。

·镇静所用　小鼠口服给药3天，能明显延长戊巴比妥钠睡眠时间，较少自发活动[2]。

【不良反应】连续服用超过60天，可能有肝功能损害[3]。

【参考文献】

[1] 朴忠万.补肾益脑片补血作用的动物实验研究 [J].牡丹江师范学院学报，1996，（2）：4.

[2] 闫兵，朴忠万.补肾益脑片对小鼠镇静和记忆行为的动物实验研究 [J].牡丹江师范学院学报，1997，（2）：9.

[3] 张鸣，钱露，王育良，等.补肾益脑胶囊致肝损害 [J].药物不良反应杂志，2009，11（6）：448.

安神补脑液

【处方】干姜、制何首乌、淫羊藿、大枣、鹿茸、甘草、维生素 B_1，辅料为蔗糖、纯化水、防腐剂（苯甲酸、苯甲酸钠、羟苯乙酯）。

【功能与主治】生精补髓，益气养血，强脑安神。用于肾精不足，气血两亏所致的头晕、乏力、健忘、失眠；神经衰弱症见上述证候者。现在常用于失眠，见腰膝酸软，四肢不温，神疲乏力，便稀，夜尿多，女子白带清稀量多，舌淡苔白。

【用法与用量】口服。一次10ml（1支），一日2次，小儿服成人量的1/4。

【禁忌】外感发热者忌服。

【注意事项】

1．本品宜餐后服。

2．忌烟、酒及辛辣、油腻食物。

3．服药期间要保持情绪乐观，切忌生气恼怒。

4．肝阳上亢者慎用或遵医嘱用。

5．有高血压、心脏病、肝病、糖尿病、肾病等慢性病严重者应在医师指导下服用。

6．服本药 1 周后症状未见改善，或症状加重者，应立即停药并去医院就诊。

7．儿童、孕妇、哺乳期妇女、年老体弱者应在医师指导下服用。

【规格】每支装 10mg（含维生素 B_1 5mg）。

【贮藏】密封。

【药理毒理】本品具有一定抗惊厥及抗氧化作用。

·**抗惊厥作用**　本品 5ml/kg 连续灌胃给药 7 日，可降低戊四氮引起小鼠惊厥的动物数，延长士的宁诱发小鼠惊厥的潜伏时间和死亡潜伏时间[1]。

·**抗氧化作用**　人口服本品每次 10ml，每日 3 次连续 30 日，能升高老年及老年肾虚患者血清超氧化物歧化酶（SOD）的活性，降低丙二醛（MDA）的含量[2]。

【参考文献】

[1] 王宇翎，张艳，江勤，等．养心安神颗粒的抗惊厥作用 [J]．安徽医科大学学报，2004，39（4）：253.

[2] 宋晓鸿，陈祥林．安神补脑液对老年前期及老年肾虚患者超氧化物歧化酶和丙二醛的影响 [J]．吉林中医药，1998，（4）：61.

甜梦口服液（胶囊）

【处方】 蚕蛾、陈皮、刺五加、党参、法半夏、茯苓、枸杞子、黄精、黄芪、马钱子、桑椹、砂仁、山药、山楂、熟地黄、淫羊藿、泽泻。

【功能与主治】 益气补肾，健脾和胃，养心安神。用于头晕耳鸣，视减听衰，失眠健忘，食欲不振，腰膝酸软，心慌气短，中风后遗症；对脑功能减退，冠状血管疾患，脑血管栓塞及脱发也有一定的作用。适用于失眠见上述证候者。

【用法与用量】

口服液：口服。一次 10 ~ 20ml，一日 2 次。

胶囊：口服。一次 3 粒，一日 2 次。

【注意事项】 孕妇及运动员慎用。

【规格】

口服液：每支装 10ml。

胶囊：每粒装 0.4g。

【贮藏】 密封，阴凉处保存。

【药理毒理】 本品可以改善睡眠及脑功能。

甜梦胶囊在改善更年期综合征轻中度失眠症状方面具有较好的作用，治疗后匹兹堡睡眠质量指数（PSQI）总分值、睡眠时间、睡眠质量及日间功能障碍分值等均较治疗前明显改善[1]。对各种原因引起的失眠可减轻疲劳、焦虑情绪，毒副反应小，依从性良好，特别适用于老年人改善脑功能[2]。

【临床报道】 于红等用甜梦口服液治疗神经衰弱 40 例，并与谷维素、安定药物作对照，甜梦口服液每次 10ml，每日 2 次。

对照组口服西药谷维素，每次 20mg，每日 3 次，安定片，每次 5mg，每晚 1 次口服，两组疗程均为 1 个月。结果发现：治疗组治愈率 45%，有效率为 50%，总有效率为 95%；对照组治愈率 50%，有效率为 31.3%，总有效率 81.3%。两组总有效率比较有显著性差异（$P < 0.05$）。血尿常规、肝肾功能及心电图检测，治疗前后均在正常范围内，临床上未见不良反应[3]。

【参考文献】

[1] 曾永青.甜梦胶囊治疗更年期综合征失眠的临床观察 [J].亚太传统医药，2010，6（7）：29-31.

[2] 郭影，马忠智.甜梦胶囊治疗失眠的临床观察 [J].中国民康医学，2009，21（1）：47-48.

[3] 于红，李华芬，刘家林.甜梦口服液治疗神经衰弱 50 例临床观察 [J].中华现代中西医杂志，2005，3（1）：32-33.

龟鹿宁神丸

【处方】 龟板胶、鹿角胶、熟地黄、当归、白芍、川芎、丹参、黄芪（炙）、党参、白术、茯苓、炙甘草、山药、酸枣仁（炒）、远志、芡实、砂仁。

【功能与主治】 阴阳气血并补。多用于治疗素体虚弱或久病大病之后身体虚衰等。运用本品的基本指征为：形体消瘦，精神萎靡，头晕耳鸣，腰膝酸软，骨蒸盗汗，遗精阳痿，心悸怔忡，健忘失眠，食少便溏，疲倦无力，妇女月经过多，甚至淋漓不止等，舌质淡红，苔薄白，脉细弱。常用于失眠、虚劳、崩漏见上述证候者。

【用法与用量】 口服，温开水送服。一次 1 丸，一日 2 次。

【注意事项】实证者不宜用。

【规格】大蜜丸，每丸重 5.6g。

【贮藏】密封。

参茸安神丸

【处方】人参、鹿茸、玉竹、山药、芡实（炒）、肉苁蓉、五味子、菟丝子（炒）、生地黄、白术（炒）、柏子仁、玄参、酸枣仁（炒）、远志（炒）、丹参、琥珀、石菖蒲、桔梗。

【功能与主治】补肝肾，益气血。运用本品的基本指征为：神疲乏力，腰膝酸软，阳痿肢冷，遗精早泄，心悸怔忡，失眠健忘，多梦易醒，纳呆，小便频数或清长，妇女月经不调，崩漏带下等；舌质淡红，苔薄白，脉细弱无力。

【用法与用量】口服，温开水送服。一次 1 丸，一日 2 次。

【注意事项】忌气恼。肝火上炎者慎用。

【规格】蜜丸，每丸重 9g。

【贮藏】密封。

茸血补心丸

【处方】鹿茸血、酸枣仁（炒）、当归、麦冬、人参、柏子仁、龙眼肉、生地黄、桂心、川芎、生龙齿、茯神、首乌藤、谷芽、合欢花、九香虫、石菖蒲、远志、朱砂。

【功能与主治】补益安神。适用于气血虚弱，心神失养之心悸、不寐等病证。运用本方的基本指征为：头晕、心悸、入夜难寐，或夜寐多梦，倦怠乏力，舌淡红苔薄，脉弦细。

【用法与用量】口服，空腹温开水送服。成人一次 1 丸，一日 3 次，7 岁以上服成人 1/2 量，3 ～ 7 岁服成人 1/3 量。

【注意事项】忌生冷、油腻食物，凡实证、热证者不宜服。

【规格】蜜丸，每丸重 9g。

【贮藏】密封。

琥珀安神丸

【处方】生地黄、玄参、天冬、麦冬、丹参、当归、琥珀、龙骨、人参、茯苓、大枣、甘草、柏子仁、五味子、酸枣仁、远志、桔梗、南蛇藤果。

【功能与主治】滋肾阴，清心热，镇心安神。用于心肾不足所致之失眠，心悸，遗精，健忘等证，见心悸不安，心烦不寐，多梦，头晕耳鸣，健忘，梦遗滑精，腰酸，口干津少，五心烦热，或口舌生疮，舌质红，脉细数者。

【用法与用量】口服，温开水送服。一次 1 丸，一日 2 次。

【注意事项】忌食辛辣及有刺激性食物。

【规格】蜜丸，每丸重 9g。

【贮藏】密封。

五味子糖浆

【处方】五味子。

【功能与主治】益气补肾，镇静安神。用于神经衰弱，头晕，失眠等症。

【用法与用量】口服。一次 5 ～ 10ml，一日 3 次。

【禁忌】外感发热者忌服。

【注意事项】

1．糖尿病患者慎用。

2．本品宜餐后服。

【规格】每瓶装 100ml。

【贮藏】密封，避光，置阴凉干燥处。

强力脑清素片

【处方】刺五加、五味子、鹿茸精、甘油磷酸钠。

【功能与主治】补肾健脾，养心安神。用于脾肾两虚，心神失养引起的心悸失眠，食欲不振，神疲乏力，尿频，神经衰弱。

【用法与用量】口服。一次 3 片，一日 2 次。

【注意事项】

1．忌油腻食物。

2．阴虚火旺，痰热互扰之不寐者不宜用。

3．本品宜饭前服用。

【规格】每瓶装 60 片。

【贮藏】密封。

活力源口服液

【处方】人参茎叶总皂甙、黄芪、五味子、麦冬、附片。

【功能与主治】益气养血，调理脾胃。用于年老衰弱，病后体虚，疲乏无力，食欲减退，肢痛麻木，失眠多梦。

【用法与用量】口服。一次 10 ~ 20ml，一日 2 次。

【注意事项】忌油腻食物。

【规格】每支装 10ml。

【贮藏】密封，置阴凉处。

健脑丸

【处方】 柏子仁、酸枣仁、枸杞子、益智仁、肉苁蓉、五味子、琥珀、九节菖蒲、胆星、龙齿、当归、丹参、菊花、人参、山药、天麻、天竺黄、远志、赭石。

【功能与主治】 滋阴养血，养心安神，补益肝肾。多用于治疗心肾不交，心神不安所致惊悸、怔忡、健忘、不寐等症。运用本品的基本指征为：虚烦不眠，心悸健忘，头晕耳鸣，口苦咽干，腰膝酸软，梦遗，五心烦热，或潮热盗汗。

【用法与用量】 口服，温开水送服。一次 20 丸，一日 2 次。

【注意事项】

1．本品适用的惊悸、怔忡表现为心悸不安，面色不华，头晕目眩，舌质淡红，脉象细弱或细数。

2．本品适用的不寐表现为心烦不寐，头晕耳鸣，口干津少，五心烦热，舌质红，脉细数，或兼见梦遗，腰酸等症。

3．忌气恼及过度疲劳。

【规格】 水丸，每 20 丸重 3g。

【贮藏】 密封。

益脑胶囊

【处方】 龟板胶、远志、龙骨、灵芝、五味子、麦冬、石菖蒲、党参、人参、茯苓。

【功能与主治】 补气养阴，滋肾健脑，益智安神。临床用于心肝肾不足，气阴两虚引起的不寐证。运用本品的指征为：失眠多梦，体倦头晕，记忆力减退，健忘，心悸气短，腰膝酸软，健忘，神疲体乏，精神不济，老年痴呆，舌淡苔薄，脉细弱。

【用法与用量】口服。一次 3 粒，一日 3 次。

【注意事项】外感发热者忌服。

【规格】每粒装 0.3g。

【贮藏】密封。

【临床报道】本品对神经衰弱引起的头晕，头痛，失眠，多梦，记忆力衰退有一定效果[1]。

【参考文献】

[1] 田金英，张弛，林新，等.益脑胶囊治疗失眠 125 例 [J].陕西中医，2005，26（6）：504-505.

神衰康颗粒

【处方】本品为倒卵叶五加经加工制成的颗粒。

【功能与主治】扶正固本，益智安神，补肾健脾。临床用于脾肾阳虚所致的不寐证。运用本品的指征为：失眠多梦，腰膝酸软，体虚乏力，食欲不振，面色淡白，形寒肢冷，舌淡嫩，苔白滑，脉沉弱等。

【用法与用量】开水冲服。一次 1 袋，一日 2 次。

【注意事项】外感发热者忌服。本品宜饭后服。

【规格】每袋装 5g。

【贮藏】密封。

精乌胶囊

【处方】制何首乌、黄精、女贞子、墨旱莲等。

【功能与主治】补肝肾，益精血，壮筋骨。用于失眠多梦，耳鸣健忘，头发脱落及须发早白。

【用法与用量】口服。一次6粒，一日3次。

【注意事项】

1．忌食辛辣。

2．感冒患者不宜服用。

【规格】每粒装0.45g。

【贮藏】密封。

附二

治疗失眠的常用中成药简表

证型	药物名称	功 能	主治病证	用法用量	备注
心肾不交证	乌灵胶囊	补肾健脑，养心安神。	用于神经衰弱的心肾不交证，症见失眠、健忘、神疲乏力、腰膝酸软、脉细或沉无力等。	口服。一次3粒，一日3次。	药典，医保
	朱砂安神丸	清心养血，镇惊安神。	用于胸中烦热，心神不宁，失眠多梦。	口服，温开水送服。一次1丸，一日2次。	医保
	酸枣仁合剂	养血安神，清热除烦。	用于心肝阴血不足或心肾阴阳不交而致的失眠。临床运用的基本指征为：心悸、心烦、失眠，舌红口干等。	口服。一次10～15ml，一日3次。	
	磁朱丸	重镇潜降，交通心肾。	用于心悸、失眠、耳聋、圆翳内障、慢性单纯性青光眼、癫痫等病。运用本丸药的基本指征为：心悸而烦，失眠多梦，耳聋耳鸣，视物昏花，舌质红，苔薄黄，脉细数。凡心肾不交，心火浮扰者，皆可用之。	口服，空腹温开水送服。成人一次3～6g，一日2次。7岁以下小儿服成人1/2量。	

证型	药物名称	功　能	主治病证	用法用量	备注
火热扰心证	龙胆泻肝丸	清肝胆,利湿热。	用于肝胆湿热,头晕目赤,耳鸣耳聋,胁痛口苦,尿赤,湿热带下;可用于失眠见上述证候者。	口服。水丸一次3～6g,大蜜丸一次1～2丸,一日2次。	药典
	泻肝安神丸	清肝泻火,重镇安神。	用于失眠,心烦,惊悸及神经衰弱见失眠,心烦,急躁易怒,头晕头胀,目赤耳鸣,口干口苦,便秘尿赤,舌红苔黄,脉弦数。	口服。一次6g,一日2次。	
	珍合灵片	养心安神。	用于心悸,失眠,头晕,失眠,入睡困难,易醒,伴腰酸腿软,乏力,易惊,易怒,舌红,脉细数。	口服。一次3～4片,一日3次。	
	珍珠粉胶囊	安神,明目消翳。	用于惊悸失眠,目生云翳。	口服。一次1～2粒,一日2次。	
	清脑安神丸	清热安神。	用于惊悸怔仲,失眠健忘,头晕耳鸣,倦怠无力,心烦舌燥。	口服。一次10丸,一日2次。	
	利心丸	补心安神。	用于心阴不足的心悸、心痹,症见心悸,心烦不寐,胸闷胸痛,头晕目眩,耳鸣腰酸,手足心热,脉细数或结代;西医的风湿性心脏病、心动过速、心律不齐、心力衰竭等见上述证候者。	口服。一次1丸,一日3次。	
	甲亢灵片	平肝潜阳,软坚散结。	用于具有心悸、汗多、烦躁易怒、咽干、脉数等症状的甲状腺功能亢进症。可用于甲亢之失眠。	口服。一次6～7片,一日3次。	

证型	药物名称	功能	主治病证	用法用量	备注
痰热扰心证	保和丸	消食，导滞，和胃。	用于食滞胃脘证，脘腹痞满胀痛，嗳腐吞酸，恶食呕逆，或大便泄泻，舌苔厚腻，脉滑。可用于失眠时作，多发生在饮食后而见上述证候者。	口服。水丸一次6～9g，大蜜丸一次1～2丸，一日2次。	药典
	清脑复神液	清心安神，化痰醒脑，活血通络。	用于神经衰弱，失眠，顽固性头痛，脑震荡后遗症所致头痛、眩晕、健忘、失眠等症。	口服。轻症一次10ml，重症一次20ml，一日2次。	医保乙类
	温胆宁心颗粒	温胆益气，宁心安神。	用于心胆气虚证的失眠，睡而不实，易惊醒，心悸怔忡，胸闷气短，眩晕自汗。	开水冲服。一次6g，一日3次。	
	安神温胆丸	和胃化痰，安神定志。	用于心胆虚怯，触事易惊，心悸不安，虚烦不寐，厌食呕恶，苔白腻或黄腻，脉滑数。	口服。一次7.5g，一日2次。	
瘀血阻滞证	血府逐瘀口服液（胶囊、颗粒、丸）	活血祛瘀，行气止痛。	用于瘀血停滞胸中而见胸痛、头痛，痛如针刺而有定处，或呃逆干呕、烦急、心悸失眠、午后潮热，或唇舌紫黯、舌有瘀点、脉弦涩等症；及头痛、眩晕、脑损伤后遗症、冠心病、心绞痛等。可见于失眠见上述证候者。	口服液：口服。一次10ml，一日3次；或遵医嘱。胶囊：温开水送服。一次6粒，一日2次，1个月为一疗程。颗粒剂：口服。一次1袋，一日3次。丸剂：空腹用红糖水送服。一次1～2丸，一日2次。	胶囊：药典丸、胶囊：基药口服液、胶囊、片：医保

证型	药物名称	功　能	主治病证	用法用量	备注
瘀血阻滞证	脑震宁颗粒	凉血活血，化瘀通络，益血安神，宁心定志，除烦止呕。	用于脑外伤引起的头痛、头晕、烦躁、失眠多梦、健忘惊悸，恶心呕吐，胸闷纳差，舌暗，苔白，脉涩；及西医之颅脑损伤后遗症，脑震荡后遗症，血管神经性头痛见上述证候者。	开水冲服。一次2～3袋，一日2次。	
	七十味珍珠丸	安神，镇静，通经活络，调和气血，醒脑开窍。	用于"黑白脉病"、"龙血"不调、中风、瘫痪、半身不遂、癫痫、脑溢血、脑震荡、心脏病、高血压及神经性障碍。	研碎后开水送服。重病人一日1g，每隔3～7天1g。	药典
气血两虚证	归脾丸（合剂）	益气健脾，养血安神。	用于心脾两虚，气短心悸，失眠多梦，头昏头晕，肢倦乏力，食欲不振。	丸剂：口服，用温开水或生姜汤送服。大蜜丸一次1丸，浓缩丸一次8～10丸，小蜜丸一次9g，水蜜丸一次6g，一日3次。合剂：口服。一次10～20ml，一日3次。	药典，基药，医保
	参芪五味子片（胶囊）	健脾益气，宁心安神。	用于气血不足，心脾两虚所致的失眠，多梦，健忘，乏力，心悸，气短，自汗。	片剂：口服。一次3～5片，一日3次。胶囊：口服。一次3～5粒，一日3次。	片剂：药典，医保乙类　胶囊：医保乙类
	柏子养心丸（片）	补气，养血，安神。	用于心气虚寒，心悸易惊，失眠多梦，健忘。	丸剂：口服。大蜜丸一次1丸，水蜜丸一次6g，小蜜丸一次9g，一日2次。片剂：口服。一次3～4片，一日2次。	药典，医保

证型	药物名称	功能	主治病证	用法用量	备注
气血两虚证	安神健脑液	益气养血，滋阴生津，养心安神。	用于气血两亏、阴津不足所致的失眠多梦，神疲健忘，头晕头痛，心悸乏力，口干少津等症。	口服。一次10ml，一日3次。	
	刺五加脑灵液	健脾补肾，宁心安神。	用于心脾两虚、脾肾不足所致的心神不宁，失眠多梦，健忘，倦怠乏力，食欲不振。	口服。一次10ml，一日2次。	医保
	灵芝片（颗粒、糖浆、胶囊）	宁心安神，健脾和胃。	用于心慌气短，头晕目眩，失眠多梦，食欲不振，久咳气喘，舌淡苔白，脉细弱。临床用于失眠健忘，身体虚弱，神经衰弱，慢性支气管炎，亦可用于冠心病的辅助治疗。	片剂：口服。一次3片，一日3次。颗粒剂：开水冲服。一次2g，一日3次。糖浆：口服。一次20ml，一日3次。胶囊：口服。一次2粒，一日3次。	颗粒剂：医保
	益心宁神片	补气生津，养心安神。	用于心悸气短，多梦失眠，记忆力减退，舌淡嫩，脉细弱或细数。	口服。一次5片，一日3次。	药典，医保
	养心定悸膏（口服液）	养血益气，复脉定悸。	用于气虚血少，心悸气短，心律不齐，盗汗失眠，咽干舌燥，大便干结，舌淡苔薄，脉细弱；亦可用于西医之心律失常，更年期综合征见上述证候者。	膏剂：口服。一次15～20g，一日2次。口服液：口服。一次20ml，一日2次。	膏剂、口服液：药典
	紫芝多糖片	滋补强壮，养心安神。	用于气血亏虚见失眠，健忘，眩晕，心慌气短，神疲乏力，腰膝酸软，舌淡，苔薄，脉细弱。西医之神经衰弱，白细胞和血小	口服，饭后服。一次3片，一日3次。	

续表

证型	药物名称	功　能	主治病证	用法用量	备注
气血两虚证			板减少症，电离辐射及职业性造血损伤及肿瘤患者放、化疗后白细胞下降等见上述证候者。		
	眠安宁口服液（颗粒）	养血安神。	用于心脾两虚、心神不宁之失眠多梦，气短乏力，心悸等症。	口服液：口服。一次20ml，一日2次。颗粒剂：口服。一次1袋，一日2次。	
	北芪五加片	益气，健脾，安神。	用于体虚乏力，腰膝酸软，失眠多梦，食欲不振。	口服。一次4~6片，一日3次。	
	七叶神安片	益气安神。	用于心气不足所致的心悸，失眠。	口服。一次50~100mg，一日3次，饭后服；或遵医嘱。	医保
心肝血虚证	安神补心丸（颗粒、胶囊）	养心安神。	用于心血不足、虚火内扰所致的心悸失眠，头晕耳鸣。	丸剂：口服。一次15丸，一日3次。颗粒剂：口服。一次1.5g，一日3次。胶囊：口服。一次4粒，一日3次。	丸剂：药典，医保颗粒剂、胶囊：医保
	天王补心丸（液）	滋阴养血，补心安神。	用于阴虚血少，神志不安证。心悸失眠，虚烦神疲，梦遗健忘，手足心热，口舌生疮，舌红少苔，脉细而数。现代常用于失眠，精神分裂症，心脏病，甲亢等见上述证候者。	丸剂：口服。大蜜丸一次1丸，水丸一次6g，小蜜丸一次8丸，一日2次。口服液：口服。一次15ml，一日2次。	丸剂：药典，基药，医保
	枣仁安神液（胶囊、颗粒）	补心养肝，安神益智。	用于失眠，头晕，健忘。现代常用于心肝血虚引起的睡眠障碍，症见失眠，多梦易醒，心慌健忘，头晕、头痛、面色苍白或萎黄，舌淡苔白者。	口服液：口服，晚临睡前服。一次10~20ml，一日1次。胶囊：口服，晚临睡前服。一次5粒，一日1次。颗粒剂：开水冲服，晚临睡前服。一次5g，一日1次。	胶囊：药典，医保颗粒剂：医保

证型	药物名称	功能	主治病证	用法用量	备注
心肝血虚证	心神宁片	养血除烦,宁心安神。	用于心肝血虚所致的失眠多梦,烦躁易惊,疲倦食少。	口服。一次4~6片,一日3次。	
	养血安神丸(片、糖浆)	滋阴养血,宁心安神。	用于阴虚血少心悸,头晕耳鸣,失眠多梦,手足心热,腰酸,口干少津。	丸剂:口服。一次6g,一日3次。片剂:口服。一次5片,一日3次。糖浆:口服。一次18ml,一日3次。	医保
	宁神丸	养血安神。	用于心神不宁,烦躁梦多,神经衰弱,惊悸失眠。	口服。大蜜丸一次1丸,一日2次。	
	定心丸	益气养血,宁心安神。	用于心血不足,烦躁失眠,健忘怔忡,惊悸多梦,神疲体倦,苔白或黄,脉弦细或兼数。	口服。大蜜丸一次1丸,水蜜丸一次4g(1袋),一日2次。	
	安神养心丸	补气养血,安神定志。	用于气血两亏,机体衰弱,精神恍惚,惊悸失眠。	口服。一次1丸,一日2次。	
	滋肾宁神丸	滋补肝肾,宁心安神。	用于治疗肝肾亏损,头晕耳鸣,失眠多梦,怔忡健忘,腰酸,神经衰弱。	口服。一次10g,一日2次。	
	夜宁糖浆(颗粒)	养血安神。	用于心血不足所致的失眠,多梦,健忘,头晕,乏力;神经衰弱见上述证候者。	糖浆:口服。一次40ml,一日2次。颗粒剂:开水冲服。一次20g,一日2次。	糖浆:药典
	脑乐静(糖浆)	养心安神。	用于心神失养所致的精神忧郁,易惊不寐,烦躁。	口服。一次30ml,一日3次。	药典

172

续表

证型	药物名称	功能	主治病证	用法用量	备注
心肝血虚证	脑力静糖浆	养心安神，和中缓急，补脾益气。	用于心气不足引起的神经衰弱，头晕目眩，身体虚弱，失眠健忘，精神忧郁，烦躁及小儿夜寐不安。	口服。一次10～20ml，一日3次。	
	睡安胶囊	养血安神，清心除烦。	用于心烦不寐，怔忡惊悸，梦多易醒或久卧不眠。	口服。一次3粒，一日3次。	
	安尔眠糖浆	安神。	用于神经衰弱和失眠。	口服。一次10～15ml，一日3次。	
	养阴镇静片	滋阴养血，镇惊安神。	用于心血不足，健忘，心烦不安，心悸失眠。	口服。一次4～6片，一日3次。	
肝气郁滞证	百乐眠胶囊	滋阴清热，养心安神。	用于肝郁阴虚型失眠，症见入睡困难、多梦易醒、醒后不眠、头晕乏力、烦躁易怒、心悸不安等。	口服。一次4粒，一日2次，14天为一个疗程。	医保
	舒眠胶囊	疏肝解郁，宁心安神。	用于肝郁伤神所致的失眠。运用本方指征为：失眠多梦，精神抑郁或急躁易怒，胸胁苦满或胸膈不畅，口苦目眩，舌边尖略红，苔白或微黄，脉弦。西医之神经衰弱、更年期综合征、亚健康状态等见上述表现者，属次辨治范围。	口服。一次3粒，一日2次，晚饭后、临睡前服（或临睡前一次服6粒）。	医保
	解郁安神颗粒	舒肝解郁，安神定志。	用于情志不舒，肝郁气滞等精神刺激所致的心烦，焦虑，失眠，健忘，更年期症候群。	开水冲服。一次5g，一日2次。	

证型	药物名称	功能	主治病证	用法用量	备注
肾精不足，气血亏虚证	活力苏口服液	益气补血，滋养肝肾	用于年老体弱，精神萎靡，失眠健忘，眼花耳聋，脱发或头发早白属气血不足、肝肾亏虚者。现代常用于睡眠障碍，见多梦易醒，心慌，健忘，头晕目眩，眼花耳鸣，腰膝酸软，手足心热，颧红，汗多，脱发或头发早白，舌红少苔者。	口服。一次10ml，一日1次，睡前服。	药典，医保
	补肾益脑片（胶囊）	补肾益气，养血生精	用于气血两虚，肾虚精亏所致的心悸气短，失眠健忘，盗汗，腰腿酸软，耳鸣耳聋。	片剂：口服，空腹淡盐汤送下。一次4～6片，一日3次。胶囊：口服。一次3～4粒，一日2次。	片剂：药典，医保
	安神补脑液	生精补髓，益气养血，强脑安神。	用于肾精不足，气血两亏所致的头晕、乏力、健忘、失眠；神经衰弱症见上述证候者。现在常用于失眠，见腰膝酸软，四肢不温，神疲乏力，便稀，夜尿多，女子白带清稀量多，舌淡苔白者。	口服。一次10ml（1支），一日2次，小儿服成人量的1/4。	药典，医保
	甜梦口服液（胶囊）	益气补肾，健脾和胃，养心安神。	用于头晕耳鸣，视减听衰，失眠健忘，食欲不振，腰膝酸软，心慌气短，中风后遗症；对脑功能减退，冠状血管疾患，脑血管栓塞及脱发也有一定的作用。适用于失眠见上述证候者。	口服液：口服。一次10～20ml，一日2次。胶囊：口服。一次3粒，一日2次。	医保

续表

证型	药物名称	功能	主治病证	用法用量	备注
肾精不足，气血亏虚证	龟鹿宁神丸	阴阳气血并补。	多用于治疗素体虚弱或久病大病之后身体虚衰等。运用本品的基本指征为：形体消瘦、精神萎靡、头晕耳鸣，腰膝酸软，骨蒸盗汗，遗精阳痿，心悸怔忡，健忘失眠，食少便溏，疲倦无力，妇女月经过多，甚至淋漓不止等，舌质淡红，苔薄白，脉细弱。常用于失眠、虚劳、崩漏见上述证候者。	口服，温开水送服。一次1丸，一日2次。	
	参茸安神丸	补肝肾，益气血。	运用本品的基本指征为：神疲乏力，腰膝酸软，阳痿肢冷，遗精早泄，心悸怔忡，失眠健忘，多梦易醒，纳尿小便频数或清长，妇女月经不调，崩漏带下等；舌质淡红，苔薄白，脉细弱无力。	口服，温开水送服。一次1丸，一日2次。	
	茸血补心丸	补益安神。	适用于气血虚弱，心神失养之心悸、不寐等病证。运用本方的基本指征为：头晕、心悸、入夜难寐，或夜寐多梦，倦怠乏力，舌淡红苔薄，脉弦细。	口服，空腹温开水送服。成人一次1丸，一日3次，7岁以上服成人1/2量，3～7岁服成人1/3量。	
	琥珀安神丸	滋肾阴，清心热，镇心安神。	用于心肾不足所致之失眠、心悸、遗精、健忘等证，见心悸不安，心烦不寐，多梦，头晕耳鸣，健忘，梦遗滑精，腰酸，口干津少，五心烦热，或口舌生疮，舌质红，脉细数者。	口服，温开水送服。一次1丸，一日2次。	

证型	药物名称	功　能	主治病证	用法用量	备注
肾精不足，气血亏虚证	五味子糖浆	益气补肾，镇静安神。	用于神经衰弱，头晕，失眠等症。	口服。一次5～10ml，一日3次。	药典
	强力脑清素片	补肾健脾，养心安神。	用于脾肾两虚，心神失养引起的心悸失眠，食欲不振，神疲乏力，尿频，神经衰弱。	口服。一次3片，一日2次。	
	活力源口服液	益气养血，调理脾胃。	用于年老衰弱，病后体虚，疲乏无力，食欲减退，肢痛麻木，失眠多梦。	口服。一次10～20ml，一日2次。	
	健脑丸	滋阴养血，养心安神，补益肝肾。	多用于治疗心肾不交，心神不安所致惊悸、怔忡、健忘、不寐等症。运用本品的基本指征为：虚烦不眠，心悸健忘，头晕耳鸣，口苦咽干，腰膝酸软，梦遗，五心烦热，或潮热盗汗。	口服，温开水送服。一次20粒，一日2次。	药典
	益脑胶囊	补气养阴，滋肾健脑，益智安神。	临床用于心肝肾不足，气阴两虚引起的不寐症。运用本方的指征为：失眠多梦，体倦头晕，记忆力减退，健忘，心悸气短，腰膝酸软，健忘，神疲体乏，精神不济，老年痴呆，舌淡苔薄，脉细弱。	口服。一次3粒，一日3次。	
	神衰康颗粒	扶正固本，益智安神，补肾健脾。	临床用于脾肾阳虚所致的不寐症。运用本方的指征为：失眠多梦，腰膝酸软，体虚乏力，食欲不振，面色淡白，形寒肢冷，舌淡嫩，苔白滑，脉沉弱等症。	开水冲服。一次1袋，一日2次。	

续表

证型	药物名称	功　能	主治病证	用法用量	备注
肾精不足，气血亏虚证	精乌胶囊	补肝肾，益精血，壮筋骨。	用于失眠多梦，耳鸣健忘，头发脱落及须发早白。	口服。一次6粒，一日3次。	医保

参考文献：

[1] 张伯礼.中成药临床合理使用读本.北京：中医古籍出版社，2011：377-391.

[2] 国家药典委员会.临床用药须知.北京：人民卫生出版社，2005：475-490.

[3] 冷方南.中国基本中成药.北京：人民军医出版社，2011：409-426.

抑郁症

　　抑郁症是指以显著而持久的情绪低落、活动能力减退、思维与认知功能迟缓为主要临床特征的一类情感性精神障碍。是一种发病率高、伤残率高、死亡率也高的疾病，本病的发生与遗传、社会心理、生理等多种因素有关，女性发病率高于男性。本病临床漏诊率高，危害大，有10%～17%的自杀率。

　　抑郁症的临床表现复杂而多样，一般将其分为核心症状和周围症状两大类。核心症状包括：①抑郁心境，这是最主要、最核心的症状，从轻到重依次为轻度心境不佳、苦恼忧伤、悲观绝望。另外60%的抑郁症患者在抑郁背景下可出现焦虑和激越的表现。②兴趣丧失，患者失去对以前生活的热爱，生活中的乐趣减少。③精力减退或丧失，常常感到无缘无故的乏力、疲惫。④自我评价低，患者常自认为是失败者，并反复思考自己的过错，甚至出现罪恶妄想。⑤精神运动迟滞，患者的思维缓慢，严重者说话缓慢，交流困难。⑥自杀观念，这是抑郁症患者最危险的症状。⑦昼夜节律改变，是指心境有着昼重夜轻的变化，晚上优于早晨。⑧睡眠障碍，包括早醒、入睡困难和夜间易醒。⑨食欲和性欲的减退。周围症状指的是伴随核心症状出现的躯体或生物学症状，可涉及消化、心血管、泌尿、呼吸、生殖、神经系统及周身各部位的不适和疼痛。

现代医学对于抑郁症的治疗主要包括药物治疗、心理治疗和电休克治疗，常用的药物包括三环类抗抑郁药、单胺氧化酶抑制剂、四环类抗抑郁药、选择性 5-HT 再摄取抑制剂等。

根据临床特征和表现，本病属于中医学"郁病"、"失眠"、"善忘"、"癫证"、"百合病"、"梅核气"等范畴，需注意抑郁症不等同于"郁病"。

一、中医病因病机分析及常见证型

中医抑郁症的发生是由于情志所伤，五脏气血阴阳不和，脑神不利所致。情志因素是抑郁症发生的主要因素，而脏气虚弱则是其重要内因。本病病位在脑，又兼心、肝、脾、肾，本病初期多是以实证或是虚证独见，而发病日久则多为虚实夹杂而现，本病属本虚标实，虚实夹杂之证。

根据本虚伤及脏腑及标实邪气的不同，常见证型又有本虚的心脾两虚证、心胆气虚证、心肾不交证，标实的肝胆湿热证，以及本虚标实俱备的肾虚肝郁证和肝郁脾虚证。

二、辨证选择中成药

1. 心脾两虚证

【临床表现】多思善虑，头晕神疲，心悸胆怯，失眠健忘，纳差，倦怠乏力，面色不华；舌质淡，苔薄白，脉细缓。

【辨证要点】多思善虑，纳差，疲倦乏力，面色不华；舌淡，脉细缓。

【病机简析】由于心脾两虚，营血不足，不能奉养心神，致使心神不安，心悸胆怯，不能充养肌肤腠理，而使面色不华；脾主思，心主神，心脾两虚则思多虑重；脾虚失其健运，升降不调，肌肉失于濡养则倦怠乏力。

【治法】养心健脾，补益气血。

【辨证选药】可选用人参归脾丸、柏子养心丸（片）。

此类中成药常选用人参、炙黄芪、白术、茯苓以补脾益气，当归、酸枣仁以养血宁心；或伍以远志、木香以行气开郁，或加朱砂以镇心定惊，从而达到良好的补益心脾，调养气血，安神解郁的作用。

2. 心胆气虚证

【临床表现】抑郁善忧，情绪不宁，胆怯恐惧，心中惕惕不安，自卑绝望，难以决断，或伴失眠多梦，易于惊醒，心悸气短，面色㿠白；舌质淡，苔薄白，脉沉细或细而无力。

【辨证要点】胆怯恐惧，情绪不宁，难以决断，失眠多梦，易于惊醒。

【病机简析】胆主决断，胆气虚弱，则难以决断；胆腑中虚，意志不定，故易胆怯恐惧；心主神明，心气虚则神明失养，故情绪不宁；心胆气虚，惊恐内生，而多有惊恐怖惧之梦，从而出现惊醒少寐之症。

【治法】益气镇惊，安神定志。

【辨证选药】可选用朱砂安神丸、琥珀安神丸。

此类中成药常以地黄、当归、二冬、炙甘草等药物补益心神，又以朱砂、琥珀、龙骨等重镇安神；同时伍以黄连、丹参等药物清热活血，从而起到良好的镇惊定神，补益宁心的作用。

3. 心肾不交证

【临床表现】情绪低落，心绪不宁，形体消瘦，足膝酸软，手足心热，口干津少，或见盗汗，入睡难，早醒多梦，心悸善忘；舌红或暗红，脉细数。

【辨证要点】足膝酸软，手足心热，口干津少，或见盗汗，入睡难，早醒多梦。

【病机简析】心肾不交，阴阳既济失调，肾阴不能上制心火，心火偏亢，则心烦失眠；阳易出阴而早醒多梦，阴虚生内热，故出现手足心热；热则伤津，故口干津少；心火不能下温肾水，故出现足膝酸软。

【治法】滋阴清心，养脑安神。

【辨证选药】可选用安神健脑液、乌灵胶囊。

此类中成药常选用人参、灵芝、麦冬等补气养阴之品，一方面滋心阴，以制心火过亢，一方面调补元气以祛虚寒，同时配伍枸杞等补肝肾之精，佐丹参活血以防滋腻，从而达到良好的交通心肾，清心安神，滋阴养脑的作用。

4. 肝胆湿热证

【临床表现】烦躁易怒，胸胁胀满，多梦，耳中轰鸣，头晕头胀，腹胀口苦，咽有异物感，恶心，小便短赤；舌质红，苔黄腻，脉弦数或滑数。

【辨证要点】胸胁胀满，耳中轰鸣，头晕头胀，腹胀口苦，咽有异物感，恶心，小便短赤。

【病机简析】湿热困阻肝胆，使其疏泄不能，故胸胁胀满；湿热邪气循肝胆经上犯头面，则头晕头胀，耳中轰鸣；下循前后二阴，故小便短赤；肝木横犯脾土则会出现脾胃升降失调，浊气不降故恶心，咽有异物感。

【治法】清肝利胆，宁心安神。

【辨证选药】可选用龙胆泻肝丸（颗粒、口服液）、泻肝安神丸。

此类中成药常选用龙胆草、柴胡、黄芩、栀子、泽泻、车前子等药，清泄肝胆湿热；同时可配伍珍珠母、龙骨、牡蛎等药以重镇安神，还可加生地、当归、柏子仁以滋阴补心，宁心安神，从而达到良好的清泄湿热，疏利肝胆，滋阴宁心，安神的作用。

5. 肾虚肝郁证

【临床表现】情绪低落，烦躁兼兴趣索然，神思不聚，善忘，忧愁善感，胁肋胀痛，时有太息，腰酸背痛，性欲低下；脉沉细弱或沉弦。

【辨证要点】情绪低落，神思不聚，善忘，胁肋胀痛，时有太息，腰酸背痛，性欲低下。

【病机简析】肾主骨生髓，上养脑海，肾虚则脑腑失养，故神思不聚，善忘；腰为肾之府，肾主生殖，肾虚则精亏，故腰酸背痛、性欲低下；肝喜条达，郁结不散故情绪低落忧愁，胁肋胀痛，气机不利，太息时作。

【治法】益肾调气，解郁安神。

【辨证选药】可选用刺五加注射液、清脑复神液、活力苏口服液、安神补脑液。

此类中成药常选用何首乌、刺五加、鹿茸、仙灵脾等药物补肾填精，或是加入黄精、黄芪、人参等药物调补脾胃，以后天养先天；佐以陈皮、柴胡调畅气机，疏肝行气，从而达到良好的补肾填精，疏肝解郁，调气安神的作用。

6. 肝郁脾虚证

【临床表现】精神抑郁，胸胁胀满，多疑善虑，善太息，纳呆，消瘦。稍事活动便觉倦怠，脘痞嗳气，大便时溏时干，或咽中不适如有异物梗阻；舌苔薄白，脉弦细或弦滑。

【辨证要点】胸胁胀满，善太息，纳呆，消瘦，稍事活动便觉倦怠，脘痞嗳气，大便时溏时干，或咽中不适如有异物梗阻。

【病机简析】肝气郁结不舒，气机不得调达，故出现情志抑郁，胸胁胀满，时有太息，咽中不适；木郁克土，脾虚胃弱，故纳呆脘痞嗳气，大便时溏时干，久而消瘦，脾虚不能输布水谷精微，故出现稍事活动便觉倦怠的症状。

【治法】疏肝健脾，化痰散结。

【辨证选药】可选用逍遥丸（颗粒）、舒肝解郁胶囊、舒肝理气丸、六郁丸、解郁丸、越鞠丸、舒眠胶囊、舒神灵胶囊。

此类中成药常选用柴胡、青陈皮、香附、木香等药以疏肝行气，以人参、白术、茯苓、甘草补脾益气；常配伍丹参、郁金、玫瑰花、三棱等活血之品，以防止气机郁滞，伤及血分，同时补入合欢皮、百合等以宁心安神，从而达到良好的疏肝行气，补脾化痰，安神宁心的作用。

三、用药注意

临床选药必须以辨证论治的思想为指导，针对不同证型，选择与其相对证的药物，才能收到较为满意的疗效。另外，应配合心理治疗，以取得更好的疗效。患者如正在服用其他药品，应当告知医师或药师；还需避风寒，适劳逸；饮食宜清淡，切忌肥甘油腻食物，以防影响药效的发挥。药品贮藏宜得当，存于阴凉干燥处，药品性状发生改变时禁止服用。药品必须妥善保管，放在儿童不能接触的地方，以防发生意外。儿童若需用药，务请咨询医师，并必须在成人的监护下使用。对于具体药品的饮食禁忌、配伍禁忌、妊娠禁忌、证候禁忌、病证禁忌、特殊体质禁忌、特殊人群禁忌等，各药品内容中均有详细介绍，用药前务必仔细阅读。

附一

常用治疗抑郁症的中成药药品介绍

（一）心脾两虚证常用中成药品种

人参归脾丸

【处方】人参、白术（麸炒）、茯苓、炙黄芪、当归、龙眼肉、酸枣仁（炒）、远志（去心，甘草炙）、木香、炙甘草。

【功能与主治】益气补血，健脾养心。用于（1）心脾两虚证，症见心悸怔忡、健忘失眠、多梦易惊、食少体倦、面色萎黄、舌淡苔白、脉细弱；（2）脾不统血证，症见便血、吐血、女子月经不调、量多色淡、崩漏或带下、舌淡、脉细者。

【用法与用量】口服。一次1丸，一日2次。

【禁忌】身体壮实不虚者忌服。

【注意事项】

1．不宜和感冒类药同时服用。

2．不宜喝茶和吃萝卜，以免影响药效。

3．服本药时不宜同时服用藜芦、五灵脂、皂荚或其制剂。

4．高血压患者或正在接受其他药物治疗者应在医师指导下服用。

5．本品宜饭前服用或进食同时服。

6．服药 2 周后症状未改善，或服药期间出现食欲不振，胃脘不适等症应去医院就诊。

7．按照用法用量服用，小儿及年老者应在医师指导下服用。

8．对本品过敏者禁用，过敏体质者慎用。

9．本品性状发生改变时禁止使用。

10．儿童必须在成人监护下使用。

11．请将本品放在儿童不能接触的地方。

12．如正在使用其他药品，使用本品前请咨询医师或药师。

【规格】每丸重 9g，每盒装 10 丸。

【贮藏】密闭。

柏子养心丸（片）

【处方】炙黄芪、党参、当归、川芎、柏子仁、酸枣仁、制远志、醋五味子、肉桂、茯苓、半夏曲、朱砂、炙甘草。

【功能与主治】补气，养血，安神。用于心气虚寒，心悸易惊，失眠多梦，健忘。

【用法与用量】

丸剂：口服。水蜜丸一次 6g，小蜜丸一次 9g，大蜜丸一次 1 丸，一日 2 次。

片剂：口服。一次 3 ～ 4 片，一日 2 次。

【禁忌】肝肾功能不全者禁用。

【注意事项】

1．保持心情舒畅，劳逸适度。

2．不宜饮用浓茶、咖啡等兴奋性饮品。

3．宜饭后服用。

4．本品含有朱砂，不可过量、久服；不可与溴化物、碘化物同服。

【规格】

丸剂：水蜜丸，每 100 丸重 10g；小蜜丸，每丸重 3g；大蜜丸，每丸重 9g。

片剂：片芯重 0.3g。

【贮藏】密封。

（二）心胆气虚证常用中成药品种

朱砂安神丸

【处方】朱砂、黄连、地黄、当归、甘草。

【功能与主治】清心养血，镇惊安神。用于胸中烦热，心神不宁，失眠多梦。

【用法与用量】口服，温开水送服。大蜜丸一次 1 丸，小蜜丸一次 9g，水蜜丸一次 6g，一日 2 次。

【禁忌】孕妇禁用。

【注意事项】

1．心气不足，心神不安者勿用。

2．忌食辛辣、油腻及刺激性食物，忌烟酒。

3．因消化不良、胃脘嘈杂而怔忡不安，不眠等忌服。

4．孕妇忌服。

5．不宜与碘化物、溴化物并用，因朱砂成分为硫化汞（HgS），在胃肠内遇到碘化物、溴化物产生有刺激性的碘化汞、溴化汞，引起赤痢样大便，从而产生严重的医源性肠炎。

6．不宜多服久服，儿童尤不宜久用。

【规格】大蜜丸，每丸重 9g；小蜜丸，每丸重 3g；水蜜丸，每 100 丸重 10g。

【贮藏】密封，防潮，防虫蛀，防烂霉变质。置室内阴凉干燥处，以室温 5℃ ~ 25℃，室内相对湿度 60% ~ 70% 为宜。

【药理毒理】朱砂安神丸可起到降低心率、改善睡眠的作用。

·**降低心率** 朱砂安神丸能有效改善氯仿 - 肾上腺素或是 1% 草乌注射液引起的家兔心律失常[1]。

·**改善睡眠** 通过多导睡眠描记技术，发现朱砂安神丸对猫起到明显的缩短清醒期（W）、延长慢波睡眠Ⅰ期（SWSⅠ）及总睡眠时间的功效[2]。

【参考文献】

[1] 李钟文，董桂兰，蒋传富，等．朱砂及朱砂安神丸镇心安神功效的研究 [J]．中国中药杂志，1993，（7）：436-437．

[2] 孙兵，郝洪谦，郑开俊，等．朱砂安神丸药理作用的实验研究 [J]．中成药，1995，（7）：30-31．

琥珀安神丸

【处方】生地、玄参、天门冬、麦门冬、丹参、当归、琥珀、龙骨、人参、茯苓、大枣、甘草、柏子仁、五味子、酸枣仁、远志、合欢皮、桔梗。

【功能与主治】育阴养血，补心安神。用于怔忡健忘，心悸失眠，虚烦不安。

【用法与用量】口服。一次 1 丸，一日 2 次。

【禁忌】 外感发热者忌服。

【注意事项】

1．服本药时不宜同时服用藜芦、五灵脂、皂荚或其制剂；不宜喝茶和吃萝卜，以免影响药力。

2．本品宜餐后服。

3．服本品1周后症状未见改善，或症状加重者，应立即停药并去医院就诊。

4．对本品过敏者禁用，过敏体质者慎用。

5．本品性状发生改变时禁止使用。

6．儿童必须在成人监护下使用。

7．请将本品放在儿童不能接触到的地方。

8．如正在使用其他药品，使用本品前请咨询医师或药师。

（三）心肾不交证常用中成药品种

安神健脑液

【处方】 人参、五味子（醋炙）、麦冬、枸杞子、丹参。

【功能与主治】 益气养血，滋阴生津，养心安神。用于气血两亏、阴津不足所致的失眠多梦，神疲健忘，头晕头痛，心悸乏力，口干津少等症。

【用法与用量】 口服。一次10ml，一日3次。

【禁忌】 感冒者忌服。

【注意事项】

1．本品宜餐后服。

2．服本药时不宜同时服用藜芦、五灵脂、皂荚或其制剂；不宜喝茶和吃萝卜，以免影响药力。

3．服本药 1 周后症状未见改善，或症状加重者，应立即停药并去医院就诊。

4．药品性状发生改变时禁止服用。

5．儿童必须在成人监护下使用。

6．请将此药品放在儿童不能接触的地方。

7．如正在服用其他药品，使用本品前请咨询医师或药师。

【规格】每支装 10ml。

【贮藏】密封，置阴凉处。

乌灵胶囊

【处方】乌灵菌粉。

【功能与主治】补肾健脑，养心安神。用于神经衰弱的心肾不交证，症见失眠，健忘，神疲乏力，腰膝酸软，脉细或沉无力等。

【用法与用量】口服。一次 3 粒，一日 3 次。

【禁忌】孕妇禁用。

【注意事项】

1．忌烟、酒及辛辣、油腻食物。

2．服药期间要保持情绪乐观，切忌生气恼怒。

3．有高血压、心脏病、糖尿病、肝病、肾病等慢性病严重者应在医师指导下服用。

4．孕妇慎用。儿童及年老体弱者应在医师指导下服用。

5．服药 7 天症状无缓解，应去医院就诊。

6．对药品过敏者禁用，过敏体质者慎用。

7．药品性状发生改变时禁止使用。

8. 儿童必须在成人监护下使用。

9. 请将药品放在儿童不能接触的地方。

10. 如正在使用其他药品，使用药品前请咨询医师或药师。

【规格】 每粒装 0.33g。

【贮藏】 密封，置阴凉处。

【临床报道】 有报道称应用乌灵胶囊治疗轻度抑郁症 42 例，对照组 42 例使用阿米替林，共治疗 6 周，2 组患者均给予定期心理治疗。结果：乌灵胶囊组总有效率为 78.57%，对照组为 83.33%，无显著性差异；但对照组不良反应发生率为 43.42%，明显大于乌灵胶囊组[1]。

【不良反应】 有报道服用乌灵胶囊后出现大便次数增多、口干、少量皮疹、晨起后头晕等不良反应，均能自行缓解；或轻微上腹不适，但饭后服药症状消失[2]。

【参考文献】

[1] 许彦松.乌灵胶囊和阿米替林治疗轻度抑郁症对照研究 [J].山东医学高等专科学校学报，2006，28（4）：281.

[2] 韩洁，高素强.乌灵胶囊的临床应用及不良反应 [J].中国药房，2007，18（15）：1184-1186.

（四）肝胆湿热证常用中成药品种

龙胆泻肝丸（颗粒、口服液）

【处方】 龙胆、柴胡、黄芩、栀子（炒）、泽泻、木通、车前子（盐炒）、当归（酒炒）、地黄、炙甘草。

【功能与主治】 清肝胆，利湿热。用于肝胆湿热，头晕目赤，耳鸣耳聋，耳肿疼痛，胁痛口苦，尿赤涩痛，湿热带下等症。

【用法与用量】

丸剂：口服。水丸一次1袋，大蜜丸一次1~2丸，一日2次。

颗粒剂：温开水冲服。一次4~8g，一日2次。

口服液：口服。一次10ml，一日3次。

【注意事项】

1．孕妇，年老体弱者，大便溏软者慎用。

2．忌食辛辣、刺激性食物。

3．服本药时不宜同时服滋补性中成药。

4．有高血压、心脏病、肝病、肾病、糖尿病等慢性病严重者，以及正在接受其他治疗的患者，应在医师指导下服用。

5．服药3天后症状未改善，或出现其他严重症状时，应停药，并去医院就诊。

6．按照用法用量服用，小儿、年老体弱者应在医师指导下服用。

7．长期服用应向医师咨询。

8．对本品过敏者禁用，过敏体质者慎用。

9．本品性状发生改变时禁止使用。

10．儿童必须在成人监护下使用。

11．请将本品放在儿童不能接触的地方。

12．如正在使用其他药品，使用本品前请咨询医师或药师。

【规格】

丸剂：水丸，每袋装6g；大蜜丸，每丸重6g。

颗粒剂：每袋装6g。

口服液：每支装10ml。

【贮藏】密封，防潮。

泻肝安神丸

【处方】龙胆、黄芩、栀子（姜炙）、珍珠母、牡蛎、龙骨、柏子仁、酸枣仁（炒）、远志（去心，甘草炙）、当归、地黄、麦冬、蒺藜（去刺，盐炙）、茯苓、车前子（盐炙）、泽泻（盐炙）、甘草。

【功能与主治】清肝泻火，重镇安神。用于失眠，心烦，惊悸及神经衰弱。

【用法与用量】口服。一次 6g，一日 2 次。

【禁忌】外感发热者，脾胃虚弱便溏者忌服。

【注意事项】

1．本品宜饭后服。

2．服用本品 3 天后症状未见改善，甚或加重者，应到医院就诊。

3．对本品过敏者禁用，过敏体质者慎用。

4．本品性状发生改变时禁止使用。

5．儿童必须在成人监护下使用。

6．请将本品放在儿童不能接触的地方。

7．如正在使用其他药品，使用本品前请咨询医师或药师。

【规格】每 100 丸重 6g。

【贮藏】密封。

【临床报道】将 38 例抑郁症伴失眠的患者分为西药组和中西药组，均口服阿米替林，每次 2g，每天 2 次，中西药组同时口服泻肝安神丸，每次 6g（100 粒），每天 2 次。服药 1 周后，采用 Athens 失眠量表评定疗效，结果中西药组显效（改善率＞60%）3 例，有效（改善率 30%～60%）12 例，无效（改善率＜30%）

3例；西药组分别为1、10及9例。中西药组明显优于中药组
（L=1.99，$P < 0.05$）[1]。

【参考文献】

[1] 谢珂，刘仲伟. 泻肝安神丸结合阿米替林治疗抑郁症伴失眠 [J]. 中国康复，2006，21（2）：102.

（五）肾虚肝郁证常用中成药品种

刺五加注射液

【处方】刺五加。

【功能与主治】平补肝肾，益精壮骨。用于肝肾不足所致的短暂性脑缺血发作，脑动脉硬化，脑血栓形成，脑栓塞等。亦用于冠心病，心绞痛合并神经衰弱和更年期综合征等。

【用法与用量】静脉滴注。规格（1）、（2）一次300～500mg，一日1～2次；规格（3）按每次公斤体重7mg，加入生理盐水或5%～10%葡萄糖注射液中。

【禁忌】尚不明确。

【注意事项】

1．有过敏史体质者慎用，如出现过敏反应及时停药并做脱敏处理。

2．如发现该品药液颜色变深、有异物、产生沉淀或浑浊，漏气或瓶身有细微破裂者均禁止使用；如经5%～10%葡萄糖或0.9%氯化钠注射液稀释后，出现浑浊或产生沉淀亦不得使用。

3．输液速度不宜过快，成人40～50滴/min为宜。静滴初始30min内应加强监护，发现不良反应时应立即采取适当措施。

4．不宜与其他药物配伍使用。

【规格】每支装（1）100ml（含总黄酮300mg），（2）250ml（含总黄酮500mg），（3）20ml（含总黄酮100mg）。

【贮藏】密封，置阴凉处。

【临床报道】将62例脑梗死后抑郁的患者随机分为治疗组和对照组，各31例，对照组给予脑梗死的常规治疗，治疗组每天加用生理盐水250ml加入刺五加注射液60ml，应用Zung抑郁自评量表于治疗前和治疗后进行疗效评定。结果显示，治疗组治疗后较治疗前显著下降，对照组治疗后较治疗前比较差别无显著性[1]。

【不良反应】不良反应主要有皮肤及附件损害、用药局部血管损害、神经系统损害、发热伴全身性损害，不良反应以皮肤及其附件损害为主，用药局部血管损害较为突出[2]。

·**皮肤及附件损害**　表现为斑丘疹、潮红、多形性红斑、红斑疹、瘙痒、皮疹、荨麻疹、丘疹、血管神经性水肿。

·**用药局部血管损害**　静脉刺激，静脉炎，局部红肿、麻木、瘙痒、疼痛。

·**神经系统损害**　失眠、嗜睡、头晕、头痛、眩晕。

·**发热伴全身性损害**　发热、乏力、盗汗、多汗、不适、寒战、畏寒、过敏性休克、水肿。

【参考文献】

[1] 蔡敏，彭雪梅，罗春阳，等．刺五加注射液治疗脑梗死后抑郁的疗效观察 [J]．中药药理与临床，2005，21（2）：54-56.

[2] 汪海孙，居靖，程民，等．2440例刺五加注射液不良反应/事件分析 [J]．中国药物警戒，2009，6（12）：724-728.

清脑复神液

【处方】 人参、黄芪、当归、鹿茸（去皮）、菊花、薄荷、柴胡、决明子、荆芥穗、丹参、远志、五味子、枣仁、莲子心、麦冬、百合、竹茹、黄芩、桔梗、陈皮、茯苓、甘草、半夏、枳壳、干姜、石膏、冰片、大黄、木通、黄柏、柏子仁、莲子肉、知母、石菖蒲、川芎、赤芍、桃仁（炒）、红花、山楂、牛膝、白芷、藁本、蔓荆子、葛根、防风、羌活、钩藤、地黄。

【功能与主治】 清心安神，化痰醒脑，活血通络。用于神经衰弱，失眠，顽固性头痛，脑震荡后遗症所致头痛、眩晕、健忘、失眠等症。

【用法与用量】 口服。轻症一次 10ml，重症一次 20ml，一日 2 次。

【禁忌】 孕妇及对酒精过敏者慎用。

【注意事项】

1．忌食辛辣、油腻不消化之食物。

2．服药期间要保持平和心态，有规律的生活，切忌生气恼怒。

3．服药期间不宜同时服用藜芦、五灵脂、皂荚或其制剂；不宜喝茶和吃萝卜，以免影响药效。

4．服药 3 天后，症状无改善或加重者，应立即停药并去医院就诊。

5．孕妇慎用。

6．对本品过敏者禁用，过敏体质者慎用。

7．本品性状发生改变时禁止使用。

8．儿童必须在成人监护下使用。

9．请将本品放在儿童不能接触的地方。

10. 如正在使用其他药品，使用本品前请咨询医师或药师。

【规格】每支装 10ml。

【贮藏】密封，置阴凉处。

【药理毒理】本品具有延长睡眠时间、抑制自发活动的功效[1]。

·**延长睡眠时间**　清脑复神液能缩短戊巴比妥钠所致小鼠的入睡时间，并延长其睡眠时间[1]。

·**抑制自发活动**　测定小鼠走动时间及双前肢向上抬举次数，发现清脑复神液有抑制小鼠自发活动的作用[1]。

【临床报道】将抑郁症患者 86 例随机分为治疗组和对照组，各 43 例。治疗组给予清脑复神液，每次 40ml，每日 2 次；对照组用阿米替林，首日剂量每次 25mg，每隔 1d 增加剂量 25mg，加至 100mg，每日 2 次。治疗前及治疗第 2，4，8 周采用 Zung 抑郁量表进行疗效评定比较。结果：治疗第 2，4，8 周，治疗组有效率分别为 83.7%，86.0%，88.4%；对照组有效率分别为 86.0%，88.4%，88.4%。两组有效率差异无显著性（$P > 0.05$），且清脑复神液未见不良反应[2]。

【参考文献】

[1] 吴启端，方永奇，邹衍衍，等 . 清脑复神液主要药效学研究 [J]. 中药新药与临床药理，2000，11（4）：240-241.

[2] 汤慧明 . 清脑复神液治疗抑郁症 43 例 [J]. 医药导报，2003，22（6）：400-401.

活力苏口服液

【处方】制何首乌、枸杞子、黄精（制）、黄芪、淫羊藿、丹参。

【功能与主治】益气补血，滋养肝肾。用于年老体弱，精神萎靡，失眠健忘，眼花耳聋，脱发或头发早白属气血不足、肝肾亏虚者。

【用法与用量】口服。一次10ml，一日1次，睡前服。

【禁忌】尚不明确。

【注意事项】

1．忌油腻食物。

2．外感或实热内盛者不宜服用。

3．本品宜饭前服用。

4．按照用法用量服用，孕妇及高血压、糖尿病患者应在医师指导下服用。

5．服药2周或服药期间症状无明显改善，或症状加重者，应立即停药并到医院就诊。

6．对本品过敏者禁用，过敏体质者慎用。

7．本品性状发生改变时禁止使用。

8．请将本品放在儿童不能接触的地方。

9．如正在使用其他药品，使用本品前请咨询医师或药师。

【规格】每支装10ml。

【贮藏】密封，置阴凉处。

安神补脑液

【处方】制何首乌、鹿茸、干姜、甘草、淫羊藿、大枣。

【功能与主治】生精补髓，益气养血，强脑安神。用于肾精不足、气血两亏所致的头晕、乏力、健忘、失眠；神经衰弱症见上述证候者。

【用法与用量】口服。一次 10ml，一日 2 次。

【禁忌】尚不明确。

【注意事项】

1．忌油腻食物。

2．外感或实热内盛者不宜服用。

3．本品宜饭前服用。

4．按照用法用量服用，孕妇及高血压、糖尿病患者应在医师指导下服用。

5．服药 2 周或服药期间症状无明显改善，或症状加重者，应立即停药并到医院就诊。

6．对本品过敏者禁用，过敏体质者慎用。

7．本品性状发生改变时禁止使用。

8．请将本品放在儿童不能接触的地方。

9．如正在使用其他药品，使用本品前请咨询医师或药师。

【规格】每支装 10ml，每瓶装 100ml。

【贮藏】密封。

（六）肝郁脾虚证常用中成药品种

逍遥丸（颗粒）

【处方】柴胡、当归、白芍、炒白术、茯苓、炙甘草、薄荷、生姜。

【功能与主治】疏肝健脾，养血调经。用于肝郁脾虚所致的郁闷不舒，胸胁胀痛，头晕目眩，食欲减退，月经不调。

【用法与用量】

丸剂：口服。规格（1）大蜜丸，一次1丸，一日2次；规格（2）、（3）水丸，一次6～9g，一日1～2次；规格（4）浓缩丸，一次8丸，一日3次。

颗粒剂：开水冲服。规格（1）、（2）、（3）、（4）一次1袋，一日2次。

【禁忌】 尚不明确。

【注意事项】

1. 忌食寒凉、生冷食物。

2. 孕妇服用时请向医师咨询。

3. 感冒时不宜服用本药。

4. 月经过多者不宜服用本药。

5. 平素月经正常，突然出现月经量少，或月经错后，或阴道不规则出血应去医院就诊。

6. 按照用法用量服用，长期服用应向医师咨询。

7. 服药2周症状无改善，应去医院就诊。

8. 对本品过敏者禁用，过敏体质者慎用。

9. 本品性状发生改变时禁止使用。

10. 儿童必须在成人监护下使用。

11. 请将本品放在儿童不能接触的地方。

12. 如正在使用其他药品，使用本品前请咨询医师或药师。

【规格】

丸剂：（1）每丸重9g，（2）每袋装6g，（3）每袋装9g，（4）每8丸相当于原生药3g。

颗粒剂：每袋装（1）4g，（2）5g，（3）6g，（4）15g。

【贮藏】密封。

【药理毒理】逍遥丸能显著增加强迫游泳小鼠在水中转动转笼的次数，缓解小鼠行为绝望状态并显示明显的抗抑郁作用，但在自主活动行为实验中未能确认逍遥丸的显著作用效果[1]。

【临床报道】将40例抑郁性神经症患者随机分为对照组20例，治疗组20例。对照组用阿米替林50～100mg/d，多虑平50～100mg/d，分2次服用，中午晚上各1次。治疗组用逍遥丸12～18g/d，分2次服用，中午晚上各1次。治疗组：痊愈9例，显效6例，有效4例，无效1例，有效率85%；对照组：痊愈2例，显效6例，有效5例，无效7例，有效率65%，治疗组有效率高于对照组（$P < 0.05$）[2]。

【参考文献】

[1] 宝丽，陈婧，黄琳，等.逍遥丸对小鼠行为绝望和应激性抑郁的影响[J].中药材，2008，31（9）：1360-1364.

[2] 范红展，王金光，孔德荣.逍遥丸为主治疗抑郁性神经症20例[J].河南中医，1998，（6）：394.

舒肝解郁胶囊

【处方】贯叶金丝桃、刺五加。

【功能与主治】疏肝解郁，健脾安神。适用于轻、中度单相抑郁症属肝郁脾虚证者，症见情绪低落、兴趣下降、迟滞、入睡困难、早醒、多梦、紧张不安、急躁易怒、食少纳呆、胸闷、疲乏无力、多汗、疼痛，舌苔白或腻，脉弦或细。

【用法与用量】口服。一次2粒，一日2次，早晚各1次，疗程为6周。

【禁忌】尚不明确。

【注意事项】肝功能不全的患者慎用。

【规格】每粒装 0.36g。

【贮藏】密封，置阴凉处。

【药理毒理】舒肝解郁胶囊能显著改善抑郁模型大鼠的抑郁症状，促进抑郁大鼠海马 CA3 区神经细胞损伤的修复和 / 或新生；减少大鼠脑组织 caspase-3 蛋白表达，阻止脑神经细胞的凋亡[1]。

【临床报道】对轻中度抑郁症患者采用随机双盲多中心安慰剂平行对照的方法进行研究。共入组患者 120 例，舒肝解郁胶囊组 80 例，安慰剂组 40 例，疗程 6 周。以汉密尔顿抑郁量表（HAMD）、中医证候量化评分作为疗效评价指标。结果：基于汉密尔顿抑郁量表评估，舒肝解郁胶囊组总有效率 68.0%，安慰剂组 29.0%（组间比较 $P < 0.01$）；基于中医证候评估，舒肝解郁胶囊组有效率为 59.0%，安慰剂组有效率为 23.7%（组间比较 $P < 0.01$）。结论：舒肝解郁胶囊治疗轻中度抑郁症安全有效[2]。

【参考文献】

[1] 傅锦华，刘勇，王清勇，等．舒肝解郁胶囊对抑郁模型大鼠海马神经元凋亡及脑组织 caspase-3 蛋白表达的影响 [J]. 中南大学学报（医学版），2012，37（12）：1198-1204.

[2] 孙新宇，陈爱琴，许秀峰，等．舒肝解郁胶囊治疗轻中度抑郁症的随机双盲安慰剂对照研究 [J]. 中国新药杂志，2009，（5）：413-416，457.

舒肝理气丸

【处方】青木香、姜半夏、陈皮、延胡索（制）、玫瑰花、山楂、香附（制）、柴胡、丹参、甘草、广藿香。

【功能与主治】疏肝理气，解郁。用于胸肋胀闷，气郁不舒。

【用法与用量】口服。一次 3 ~ 6g，一日 3 次。

【禁忌】尚不明确。

【注意事项】服药期间忌饮酒，忌食辛辣。

【规格】每 5 丸重 1g。

【贮藏】密封，防潮。

六郁丸

【处方】橘皮、神曲（炒）、莪术（炙）、牙皂角、木香、黄连、槟榔、甘草、黑郁金、三棱（炒）、青皮（炒）、麦芽（炒）、藿香、大黄、砂仁、香附（炙）、黑丑（炒）。

【功能与主治】舒郁宽胸，顺气消痰。用于胸膈痞满，肝郁不舒，膨闷胀饱，嗳气吞酸。

【用法与用量】口服，温开水送下。一次 6g，一日 2 次。

【禁忌】孕妇忌服。

【注意事项】

1．忌烟、酒及辛辣、油腻食物。

2．服药期间应保持情绪乐观，切忌生气恼怒。

3．高血压、心脏病、糖尿病、肝病、肾病等慢性病严重者应在医师指导下服用。

4．孕妇慎用。儿童及年老体弱者应在医师指导下服用。

5．服药 7 天后症状无缓解，应去医院就诊。

6．对药品过敏者禁用，过敏体质者慎用。

7．药品性状发生改变时禁止使用。

8．儿童必须在成人监护下使用。

9．请将药品放在儿童不能接触的地方。

10．如正在使用其他药品，使用本品前请咨询医师或药师。

【规格】 每 100 丸重 6g。

【贮藏】 密封，防潮。

解郁丸

【处方】 白芍、柴胡、当归、郁金、茯苓、百合、合欢皮、甘草、小麦、大枣。

【功能与主治】 疏肝解郁，养心安神。用于肝郁气滞、心神不安所致的胸胁胀满，郁闷不舒，心烦心悸，易怒，失眠，多梦。

【用法与用量】 口服。一次 4g，一日 3 次。

【禁忌】 孕妇禁用。

【注意事项】

1．忌烟、酒及辛辣、油腻食物。

2．服药期间应保持情绪乐观，切忌生气恼怒。

3．高血压、心脏病、糖尿病、肝病、肾病等慢性病严重者应在医师指导下服用。

4．孕妇慎用。儿童及年老体弱者应在医师指导下服用。

5．服药 7 天后症状无缓解，应去医院就诊。

6．对药品过敏者禁用，过敏体质者慎用。

7．药品性状发生改变时禁止使用。

8．儿童必须在成人监护下使用。

9．请将药品放在儿童不能接触的地方。

10．如正在使用其他药品，使用本品前请咨询医师或药师。

【规格】 每 15 丸重 1g。

【贮藏】 密封，置阴凉处。

【药理毒理】 解郁丸能显著拮抗高剂量阿朴吗啡所致小鼠体温下降；增加 5-HTP 诱导甩头行为，还可使利血平化小鼠下丘脑中 NE、5-HIAA，海马中 5-HT、5-HIAA、DA 与 DOPAC 的比值明显升高[1]。

【临床报道】 共纳入中药组（解郁丸）28 例，对照组（麦普替林）29 例，通过随机对照试验，于用药前及用药后 14、28、42 天分别采用 HAMD、抑郁自评量表（SDS）、焦虑自评量表（SAS）和临床总体印象量表（CGI）评定药物疗效，用 Asberg 副反应量表评定不良反应。结果：解郁丸对抑郁症治疗有效，愈显率为 78.6%，与麦普替林（82.8%）相当（$P > 0.05$）；解郁丸与麦普替林治疗后 HAMD、SDS 和 SAS 分数均明显低于治疗前（$P < 0.01$），两组间比较差异无显著性（$P > 0.05$）。治疗后解郁丸的 Asberg 副反应量表分数明显低于麦普替林（$P < 0.01$），中药解郁丸疗效指数显著高于麦普替林（$P < 0.01$）。结论：解郁丸治疗抑郁症疗效与麦普替林相当，不良反应明显少于麦普替林[2]。

【参考文献】

[1] 马荣，钱瑞琴，姚海燕，等. 解郁丸抗抑郁作用机制的初步研究 [J]. 中国实验方剂学杂志，2010，16（10）：168-172.

[2] 沈振明，朱美兰，赵安全，等. 中药解郁丸与麦普替林治疗抑郁症的疗效对照观察 [J]. 中国中西医结合杂志，2004，24（5）：415-417.

越鞠丸

【处方】 苍术、香附、川芎、神曲、栀子。

【功能与主治】 行气解郁。主治气、血、痰、火、湿、食等郁，胸膈痞闷，脘腹胀痛，吞酸呕吐，饮食不化；六郁牙齿痛，口疮，或胸满吐酸，饮食少思；妇女思想无穷，所欲不遂，带脉不约，发为白淫。

【用法与用量】 温水送服。一次 6～9g，一日 3 次。

【禁忌】 孕妇禁用。

【注意事项】

1. 忌烟、酒及辛辣、油腻食物。

2. 服药期间要保持情绪乐观，切忌生气恼怒。

3. 高血压、心脏病、糖尿病、肝病、肾病等慢性病严重者应在医师指导下服用。

4. 孕妇慎用。儿童及年老体弱者应在医师指导下服用。

5. 服药 7 天后症状无缓解，应去医院就诊。

6. 对药品过敏者禁用，过敏体质者慎用。

7. 药品性状发生改变时禁止使用。

8. 儿童必须在成人监护下使用。

9. 请将药品放在儿童不能接触的地方。

10. 如正在使用其他药品，使用本品前请咨询医师或药师。

【规格】 每 100 粒重 6g。

【贮藏】 密封，置阴凉处。

【药理毒理】 通过小鼠悬尾实验及强迫小鼠游泳实验发现，越鞠丸中川芎和栀子的药对组合有明显的抗抑郁作用[1]。

【临床报道】 随机将 61 例焦虑抑郁障碍患者分成两组，中药组用越鞠丸加味，西药组抑郁症状为主者服优克 20mg，每日 1 次，30 天为一疗程，采用 HAMD 评分，两组治疗前后均分比较均有极显著性差异（$P < 0.01$），两组治疗后均分比较有显著性差异（$P < 0.05$）[2]。

【参考文献】

[1] 蒋麟. 以越鞠丸为基础的抗抑郁中药复方药理作用及其机理研究 [D]. 成都中医药大学，2004.

[2] 叶实现. 越鞠丸加味治疗焦虑抑郁障碍 31 例观察 [J]. 实用中医药杂志，2006，22（10）：611.

舒眠胶囊

【处方】 酸枣仁、柴胡、白芍、合欢花、合欢皮、僵蚕、蝉蜕、灯心草。

【功能与主治】 疏肝解郁，宁心安神。用于肝郁伤神所致的失眠，症见失眠多梦，精神抑郁或急躁易怒，胸胁苦满或胸膈不畅，口苦目眩，舌边尖略红，苔白或微黄，脉弦。

【用法与用量】 口服。一次 3 粒，一日 2 次，晚饭后及临睡前各服 1 次。

【禁忌】 孕妇禁用。

【注意事项】

1. 注意避免精神刺激、酗酒及过度疲劳。

2. 睡前避免摄食过量，不参加导致过度兴奋的活动。

【规格】 每粒装 0.4g。

【贮藏】 密封，置阴凉处。

【临床报道】 将 62 例抑郁症患者随机分成两组，分别用舒眠胶囊联合帕罗西汀和单用帕罗西汀治疗 8 周，采用 HAMD 评定疗效，用 TESS 评定不良反应。结果：在治疗第 1 周末两组间 HAMD

的减分率有显著性差异，在治疗 8 周末两组间的减分率无显著性差异。两组间的不良反应相近。舒眠胶囊联合帕罗西汀治疗抑郁症疗效更快，可对抑郁症的治疗起到辅助的作用[1]。

【参考文献】

[1] 程群，王业伟，杨秀双 . 舒眠胶囊联合帕罗西汀治疗抑郁症的临床分析 [J]. 中国实用医药，2012，7（15）：153-154.

舒神灵胶囊

【处方】 首乌藤、郁金、丹参、香附（醋炙）、北合欢、百合、龙骨（煅）、牡蛎（煅）、五味子、人参、甘草（蜜炙）。

【功能与主治】 疏肝理气，解郁安神。用于神经衰弱，更年期综合征等。

【用法与用量】 口服。一次 3 ~ 6 粒，一日 2 ~ 3 次。

【禁忌】 孕妇忌服。

【注意事项】

1．忌食辛辣、油腻不消化食物。

2．服药期间要保持平和心态，有规律的生活，切忌生气恼怒。

3．服药期间不宜同时服用藜芦、五灵脂、皂荚或其制剂；不宜喝茶和吃萝卜，以免影响药效。

4．服药 3 天后，症状无改善甚或加重者，应立即停药并去医院就诊。

5．孕妇慎用。

6．对本品过敏者禁用，过敏体质者慎用。

7．本品性状发生改变时禁止使用。

8．儿童必须在成人监护下使用。

9. 请将本品放在儿童不能接触的地方。

10. 如正在使用其他药品，使用本品前请咨询医师或药师。

【规格】每粒装 0.3g。

【贮藏】密封，置阴凉处。

附二

治疗抑郁症的常用中成药简表

证型	药物名称	功能	主治病证	用法用量	备注
心脾两虚证	人参归脾丸	益气补血，健脾养心。	用于（1）心脾两虚证，症见心悸怔忡、健忘失眠、多梦易惊、食少体倦、面色萎黄、舌淡苔白、脉细弱；（2）脾不统血证，症见便血、吐血、女子月经不调、量多色淡、崩漏或带下、舌淡、脉细者。	口服。一次 1 丸，一日 2 次。	医保
	柏子养心丸（片）	补气，养血，安神。	用于心气虚寒，心悸易惊，失眠多梦，健忘。	丸剂：口服。水蜜丸一次 6g，小蜜丸一次 9g，大蜜丸一次 1 丸，一日 2 次。片剂：口服。一次 3～4 片，一日 2 次。	丸剂：药典，医保 片剂：药典，医保
心胆气虚证	朱砂安神丸	清心养血，镇惊安神。	用于胸中烦热，心神不宁，失眠多梦。	口服，温开水送服。大蜜丸一次 1 丸，小蜜丸一次 9g，水蜜丸一次 6g，一日 2 次。	医保
	琥珀安神丸	育阴养血，补心安神。	用于怔忡健忘，心悸失眠，虚烦不安。	口服。一次 1 丸，一日 2 次。	

证型	药物名称	功能	主治病证	用法用量	备注
心肾不交证	安神健脑液	益气养血，滋阴生津，养心安神。	用于气血两亏、阴津不足所致的失眠多梦，神疲健忘，头晕头痛，心悸乏力，口干津少等症。	口服。一次10ml，一日3次。	
	乌灵胶囊	补肾健脑，养心安神。	用于神经衰弱的心肾不交证，症见失眠，健忘，神疲乏力，腰膝酸软，脉细或沉无力等。	口服。一次3粒，一日3次。	医保
肝胆湿热证	龙胆泻肝丸（颗粒、口服液）	清肝胆，利湿热。	用于肝胆湿热，症见头晕目赤，耳鸣耳聋，耳肿疼痛，胁痛口苦，尿赤涩痛，湿热带下等症。	丸剂：口服。水丸一次1袋，大蜜丸一次1～2丸，一日2次。颗粒剂：温开水冲服。一次4～8g，一日2次。口服液：口服。一次10ml，一日3次。	丸剂：药典，医保
	泻肝安神丸	清肝泻火，重镇安神。	用于失眠，心烦，惊悸及神经衰弱。	口服。一次6g，一日2次。	
肾虚肝郁证	刺五加注射液	平补肝肾，益精壮骨。	用于肝肾不足所致的短暂性脑缺血发作，脑动脉硬化，脑血栓形成，脑栓塞等。亦用于冠心病，心绞痛合并神经衰弱和更年期综合征等。	静脉滴注。规格（1）、（2）一次300～500mg，一日1～2次，规格（3）按每次每公斤体重7mg，加入生理盐水或5％～10％葡萄糖注射液中。	医保
	清脑复神液	清心安神，化痰醒脑，活血通络。	用于神经衰弱，失眠，顽固性头痛，脑震荡后遗症所致头痛、眩晕、健忘、失眠等症。	口服。轻症一次10ml，重症一次20ml，一日2次。	医保

证型	药物名称	功能	主治病证	用法用量	备注
肾虚肝郁证	活力苏口服液	益气补血，滋养肝肾。	用于年老体弱，精神萎靡，失眠健忘，眼花耳聋，脱发或头发早白属气血不足、肝肾亏虚者。	口服。一次10ml，一日1次，睡前服。	医保
	安神补脑液	生精补髓，益气养血，强脑安神。	用于肾精不足，气血两亏所致的头晕、乏力、健忘、失眠；神经衰弱症见上述证候者。	口服。一次10ml，一日2次。	药典，医保
肝郁脾虚证	逍遥丸（颗粒）	疏肝健脾，养血调经。	用于肝郁脾虚所致的郁闷不舒，胸胁胀痛，头晕目眩，食欲减退，月经不调。	丸剂：口服。规格（1）大蜜丸，一次1丸，一日2次；规格（2）、（3）水丸，一次6～9g，一日1～2次；规格（4）浓缩丸，一次8丸，一日3次。颗粒剂：开水冲服。规格（1）、（2）、（3）、（4）一次1袋，一日2次。	丸剂：药典，基药，医保颗粒剂：药典，基药，医保
	舒肝解郁胶囊	疏肝解郁，健脾安神。	适用于轻、中度单相抑郁症属肝郁脾虚证者，症见情绪低落、兴趣下降、迟滞、入睡困难、早醒、多梦、紧张不安、急躁易怒、食少纳呆、胸闷、疲乏无力、多汗、疼痛、舌苔白或腻，脉弦或细。	口服。一次2粒，一日2次，早晚各1次，疗程为6周。	医保
	舒肝理气丸	疏肝理气，解郁。	用于胸胁胀闷，气郁不舒。	口服。一次3～6g，一日3次。	

续表

证型	药物名称	功能	主治病证	用法用量	备注
肝郁脾虚证	六郁丸	舒郁宽胸，顺气消痰。	用于胸膈痞满，肝郁不舒，膨闷胀饱，嗳气吞酸。	口服，温开水送下。一次6g，一日2次。	
	解郁丸	疏肝解郁，养心安神。	用于肝郁气滞、心神不安所致的胸胁胀满，郁闷不舒，心烦心悸，易怒，失眠，多梦。	口服。一次4g，一日3次。	
	越鞠丸	行气解郁。	主治气、血、痰、火、湿、食等郁，胸膈痞闷，脘腹胀痛，吞酸呕吐，饮食不化；六郁牙齿痛，口疮，或胸满吐酸，饮食少思；妇女思想无穷，所欲不遂，带脉不约，发为白淫。	温水送服。一次6～9g，一日3次。	药典，医保
	舒眠胶囊	疏肝解郁，宁心安神。	用于肝郁伤神所致的失眠，症见失眠多梦，精神抑郁或急躁易怒，胸胁苦满或胸膈不畅，口苦目眩，舌边尖略红，苔白或微黄，脉弦。	口服。一次3粒，一日2次，晚饭后及临睡前各服1次。	医保
	舒神灵胶囊	疏肝理气，解郁安神。	用于神经衰弱，更年期综合征等。	口服。一次3～6粒，一日2～3次。	

焦虑症

焦虑症又称焦虑性神经症，属于神经症的一种，是以广泛和持续性焦虑或反复发作的惊恐不安为主要特征，常伴有自主神经紊乱及运动性不安的病症。临床上分为广泛性焦虑和惊恐障碍两种主要形式，其发病与精神、社会、生物等多种因素有关，尤其与遗传因素有关。

焦虑症的临床表现分为广泛性焦虑和惊恐障碍，广泛性焦虑是以精神性焦虑为核心症状，表现为以缺乏明确对象和具体内容的担心和紧张，或是对现实问题的过分担忧，患者明知这是一种主观过虑，却无法控制；同时还伴有以自主神经亢进为主的躯体性焦虑症状，如口干、恶心、腹胀、腹泻、眩晕、心悸等；与此同时，大多还有睡眠障碍、运动性不安和心理性警觉。而惊恐障碍的典型表现则是惊恐发作，是患者在日常生活中突然出现的强烈恐惧感，包括濒死感和失控感等，同时患者有心悸、胸闷、胸痛等感觉，有的伴有强烈的植物神经症状，如过度换气、头晕多汗、震颤麻木等，甚者出现人格、现实解体；惊恐障碍的发作不限于特定的情况和环境，为突然发作，10分钟内达到高峰，一般1小时结束，发作时意识清晰，之后能完整回忆；惊恐发作的患者在间歇期常会因担心发病而出现预期性焦虑，也会因为惊恐发作的强烈恐惧感而急切地寻求帮助，或是担心发作时得不到帮助而回避一些独自一人的活动。

现代医学临床对于焦虑症的治疗一般遵循心理治疗为主、药物治疗为辅的原则，药物治疗可选择苯二氮卓类、丁螺环酮、三环类抗抑郁药、选择性 5- 羟色胺再吸收抑制剂（SSRIs）和非选择性 5- 羟色胺再吸收抑制剂（NSSRIs）。

本病中的广泛性焦虑属中医"郁病"、"怔忡"、"失眠"、"健忘"、"百合病"、"卑慄"、"脏躁"；而惊恐障碍则属于"惊悸"的范畴。

一、中医病因病机分析及常见证型

中医学认为焦虑症是因素体正气虚弱，又为七情所伤，脏腑气血阴阳不和，心神失养，脑神不利所致。本病病位在脑，又兼心、肝、脾、肾，本病初期多以实证或是虚证独见，而发病日久则多为虚实夹杂而现，本病属本虚标实，虚实夹杂之证。

根据本虚所及脏腑和标实邪气的不同，焦虑症的常见证型又有本虚的肾精亏虚证、心胆气虚证、心脾两虚证，标实的肝郁化火证、瘀血内阻证、肝胆湿热证；针对本虚程度不同，又分为阴虚内热证和心肾不交证。

二、辨证选择中成药

1. 肾虚肝旺证

【临床表现】情绪不宁，郁闷烦躁，胸胁胀痛，心悸善恐，少寐，健忘易惊，精神萎靡，头晕耳鸣，腰膝酸软，遗精阳痿，闭经；舌质淡，苔薄白或略黄，脉沉弱。

【辨证要点】腰膝酸软，郁闷烦躁，胸胁胀满，遗精阳痿，闭经，脉沉弱。

【病机简析】 腰为肾之府，肾主骨，肾精亏虚，腰府与膝骨不能充养，而出现腰膝酸软；肾开窍于耳，肾精亏虚而耳窍失养，故头晕耳鸣；肾主生殖，肾精亏虚故出现遗精阳痿、闭经等症状；肝肾同源，肾精亏虚，则水不涵木，肝失所养，肝血不足，肝阳独旺，魂失所舍，致郁闷烦躁、少寐、心悸易惊、昼不瞑、夜不安等。

【治法】 益肾平肝，解郁安魂。

【辨证选药】 可选用百乐眠胶囊、六味地黄丸（颗粒、胶囊）、清脑复神液。

此类中成药常选用何首乌、刺五加、巴戟天等药物补肾填精，或是加入黄精、黄芪等药物调补脾胃，以后天养先天；佐以陈皮、柴胡调畅气机，疏肝行气，从而达到良好的补肾填精，疏肝解郁，调气安神的作用。

2. 心胆气虚证

【临床表现】 心悸胆怯，善恐易惊，精神恍惚，情绪不宁，坐卧不安，少寐多梦，多疑善虑；苔薄白或正常，脉沉或虚弦。

【辨证要点】 胆怯易惊，精神恍惚，情绪不宁，坐卧不安，脉虚弦。

【病机简析】 胆为中正之腑，决断出焉，胆气虚则胆怯易惊，多疑善虑，而心主神明，心气虚则神明失养，故精神恍惚而坐卧不安；心气不足，鼓动无力，故见心悸而惊；心胆气虚，惊恐内生，而多有惊恐怖惧之梦，从而出现少寐之症。

【治法】 镇惊定志，宁心安神。

【辨证选药】 可选用安神温胆丸、朱砂安神丸、琥珀安神丸。

此类中成药常以地黄、当归、二冬、炙甘草等药物补益心神，又以朱砂、琥珀、龙骨等重镇安神；同时伍以半夏、茯苓、陈皮等化痰行气，黄连、丹参等药物清热活血，从而起到良好的镇惊定神，化痰行气，补益宁心的作用。

3. 心脾两虚证

【临床表现】 心悸头晕，善恐多惧，失眠多梦，面色无华，神倦乏力，食欲不振；舌淡苔白，脉细弱。

【辨证要点】 面色无华，神倦乏力，食欲不振，失眠多梦，醒后难以再入睡；舌淡苔白，脉细弱。

【病机简析】 由于心脾两虚，营血不足，不能奉养心神，致使心神不安，而失眠、多梦、醒后不易入睡；血虚不能上荣于面，故面色无华；脾虚则运化失健，故食欲不振；气机运化失调不能上荣清窍，故神倦乏力、头晕。

【治法】 益血健脾，宁心解虑。

【辨证选药】 可选用人参归脾丸、脑力静糖浆。

此类中成药常选用人参、炙黄芪、白术、茯苓以补脾益气，当归、酸枣仁以养血宁心；或伍以远志、木香以行气开郁，浮小麦、大枣、甘草以除烦解虑，从而达到良好的补益心脾，调养气血，宁心解虑的作用。

4. 肝郁化火证

【临床表现】 情绪不宁，郁闷烦躁，胸胁胀痛，脘闷嗳气，不思饮食，大便不调；或急躁易怒，口苦口干；或头痛，目赤，耳鸣；或嘈杂吞酸，大便秘结；舌质红，苔黄，脉弦或弦数。

【辨证要点】 胸胁胀痛，脘闷嗳气，急躁易怒，口干口苦，少阳头痛，目赤耳鸣，嘈杂吞酸，脉弦。

【**病机简析**】肝喜条达主疏泄，若气机郁滞不能疏泄则郁闷烦躁、易怒而情绪不宁，久之则易化火，停滞于肝经循行的胸胁发为胸胁胀痛；上犯于头面部，则少阳头痛，目赤耳鸣；肝木之郁火横犯脾土，故出现脘闷嗳气，不思饮食，嘈杂吞酸，大便不调。

【**治法**】疏肝健脾，清肝泻火，理气和中。

【**辨证选药**】可选用柴胡疏肝丸、丹栀逍遥丸、加味逍遥丸（口服液）、解郁安神颗粒（片）。

此类中成药常选用柴胡、青陈皮、香附、木香等药以疏肝行气，以人参、白术、茯苓、甘草补脾益气；常配伍丹皮、栀子等清热凉血，加上丹参、郁金、玫瑰花、三棱等活血之品，以防止瘀血阻滞，同时补入合欢皮、百合等以宁心安神，从而达到良好的疏肝行气、补脾化痰、清肝泻火、理气和中的作用。

5. 瘀血内阻证

【**临床表现**】心悸怔忡，夜寐不安，或夜不能寐，多疑烦躁，胸闷不舒，时有头痛、胸痛如刺；舌黯红边有瘀斑，或舌面有瘀点，唇紫黯或两目黯黑，脉涩或弦紧。

【**辨证要点**】头痛、胸痛如刺，舌黯红边有瘀斑，或舌面有瘀点，唇紫黯或两目黯黑。

【**病机简析**】瘀血内阻，血脉不通，闭阻心脉则出现胸痛胸闷，心悸怔忡；脑脉瘀阻则头痛如刺；血瘀血停，故出现舌黯红边有瘀斑，或舌面有瘀点，唇紫黯或两目黯黑之症。

【**治法**】活血化瘀，理气通络。

【**辨证选药**】可选用血府逐瘀丸（口服液、胶囊）、参松养心胶囊。

此类中成药常选用川芎、桃仁、红花、丹参等活血化瘀之品，起到散瘀行血之功，同时加入当归、地黄、人参、麦冬等药物，补益气血，以使祛瘀不伤正，佐以甘松、五味子、龙骨安神定惊，从而起到较好的活血化瘀，理气通络，镇静安神的作用。

6. 肝胆湿热证

【临床表现】 惊恐不安，心烦意乱，性急多言，夜寐易惊，头昏头痛，口苦口干；舌红，苔黄腻，脉滑数。

【辨证要点】 心烦意乱，性急多言，头晕头痛，口苦口干。

【病机简析】 肝郁日久化火，肝火与痰湿搏结，化为湿热，湿热扰动心神，则心神不宁，魂魄不安。魂魄妄动则心烦意乱，惊恐不安，性急多言，夜寐易惊。肝经循行巅顶，肝胆湿热上扰清窍，清气不升、清空不展则头晕头痛；湿热内闭，故口苦口干，舌红苔黄腻，脉弦滑数。

【治法】 清泻肝火，宁心安神。

【辨证选药】 可选用龙胆泻肝丸（颗粒、口服液）、泻肝安神丸。

此类中成药常选用龙胆草、柴胡、黄芩、栀子、泽泻、车前子等药以清泄肝胆湿热；同时可配伍珍珠母、龙骨、牡蛎等药以重镇安神，还可加入生地、当归、柏子仁以滋阴补心，宁心安神，从而达到良好的清泄湿热，疏利肝胆，滋阴宁心，安神的作用。

7. 心肾不交证

【临床表现】 情绪低落，多愁善感，虚烦不寐，心悸不安，健忘，头晕耳鸣，腰膝酸软，手足心热，口干津少，或见盗汗；舌红，苔薄，脉细或细数。

【辨证要点】 心悸不安，健忘，头晕耳鸣，腰膝酸软，手足心热，口干津少。

【病机简析】心肾不交，阴阳既济失调，肾阴不能上制心火，心火偏亢，则心悸不安，心烦失眠；阴虚生内热，故出现手足心热，热则伤津，故口干津少；心火不能下温肾水，故出现足膝酸软；肾精不充，耳窍不荣，故有头晕耳鸣。

【治法】滋阴清心，养脑安神。

【辨证选药】可选用养心安神丸、天王补心丸（片）、磁朱丸。

此类中成药常选用地黄、二冬、玄参滋阴养肾，同时又加入酸枣仁、柏子仁、远志、石菖蒲、五味子、合欢花、夜交藤等宁心安神，佐以磁石沉降心火，以温肾水，同时用朱砂配合滋阴药物使心火得平，从而达到交通心肾，滋阴清心，养脑安神的作用。

三、用药注意

临床选药必须以辨证论治的思想为指导，针对不同证型，选择与其相对证的药物，才能收到较为满意的疗效。另外，应配合心理治疗，以取得更好的疗效。患者如正在服用其他药品，应当告知医师或药师。还需避风寒，适劳逸；饮食宜清淡，切忌肥甘油腻食物，以防影响药效的发挥。药品贮藏宜得当，存于阴凉干燥处，药品性状发生改变时禁止服用。药品必须妥善保管，放在儿童不能接触的地方，以防发生意外。儿童若需用药，务请咨询医师，并必须在成人的监护下使用。对于具体药品的饮食禁忌、配伍禁忌、妊娠禁忌、证候禁忌、病证禁忌、特殊体质禁忌、特殊人群禁忌等，各药品内容中均有详细介绍，用药前务必仔细阅读。

附一

常用治疗焦虑症的中成药药品介绍

（一）肾虚肝旺证常用中成药品种

百乐眠胶囊

【处方】百合、刺五加（生）、首乌藤、合欢花、珍珠母、石膏、酸枣仁、茯苓、远志、玄参、地黄（生）、麦冬、五味子、灯心草、丹参。

【功能与主治】滋阴清热，养心安神。用于肝郁阴虚型失眠，症见入睡困难，多梦易醒，醒后不眠，头晕乏力，烦躁易怒，心悸不安等。

【用法与用量】口服。一次4粒，一日2次，14天为一个疗程。

【禁忌】尚不明确。

【注意事项】

1. 忌烟、酒及辛辣、油腻食物。

2. 服药期间要保持情绪乐观，切忌生气恼怒。

3. 有高血压、心脏病、糖尿病、肝病、肾病等慢性病严重者应在医师指导下服用。

4. 服药7天症状无缓解，应去医院就诊。

5. 儿童、孕妇、年老体弱者应在医师指导下服用。

6. 对本品过敏者禁用，过敏体质者慎用。

7. 本品性状发生改变时禁止使用。

8．儿童必须在成人监护下使用。

9．请将本品放在儿童不能接触的地方。

10．如正在使用其他药品，使用本品前请咨询医师或药师。

【规格】 每粒装 0.27g。

【贮藏】 密封。

【临床报道】 将 77 例广泛性焦虑障碍患者随机分为两组，治疗组予以百乐眠联合丁螺环酮口服，对照组予以丁螺环酮口服，两组疗程均为 6 周，采用汉密尔顿焦虑量表评定疗效。治疗后两组评分均有所下降，治疗组失眠症状的好转率高于对照组[1]。

【参考文献】

[1] 朱宇欢，陶建青.百乐眠联合丁螺环酮治疗广泛性焦虑障碍 77 例疗效观察 [J].中成药，2010，32（7）：1102-1104.

六味地黄丸（颗粒、胶囊）

【处方】 熟地黄、山茱萸（制）、牡丹皮、山药、茯苓、泽泻。

【功能与主治】 滋阴补肾。用于肾阴亏损，症见头晕耳鸣，腰膝酸软，骨蒸潮热，盗汗遗精，消渴。

【用法与用量】

丸剂：口服。规格（1）大蜜丸，一次 1 丸，一日 2 次；规格（2）浓缩丸，一次 8 丸，一日 3 次；规格（3）水蜜丸，一次 6g，一日 2 次；规格（4）、（5）、（6）小蜜丸，一次 9g，一日 2 次。

颗粒剂：开水冲服。一次 5g，一日 2 次。

胶囊：口服。规格（1）一次 1 粒，规格（2）一次 2 粒，一日 2 次。

【禁忌】 尚不明确。

【注意事项】

1．忌不易消化食物。

2．感冒发热患者不宜服用。

3．高血压、心脏病、肝病、糖尿病、肾病等慢性病严重者应在医师指导下服用。

4．儿童、孕妇、哺乳期妇女应在医师指导下服用。

5．服药 4 周后症状无缓解，应去医院就诊。

6．对该品过敏者禁用，过敏体质者慎用。

7．该品性状发生改变时禁止使用。

8．儿童必须在成人监护下使用。

9．请将该品放在儿童不能接触的地方。

10．如正在使用其他药品，使用该品前请咨询医师或药师。

【规格】

丸剂：（1）每丸重 9g，（2）每 8 丸重 1.44g（每 8 丸相当于饮片 3g），（3）每袋装 6g，（4）每袋装 9g，（5）每瓶装 60g，（6）每瓶装 120g。

颗粒剂：每袋装 5g。

胶囊：每粒装（1）0.3g，（2）0.5g。

【贮藏】 密封。

【临床报道】 对 60 例广泛性焦虑症患者采用逍遥散合六味地黄丸加减配合米氮平治疗，治疗 30d 后，临床治愈 26 例，有效 30 例，无效 4 例，总有效率 93.33%[1]。

【参考文献】

[1] 张金阁，孔敬东．逍遥散合六味地黄丸加减配合米氮平治疗广泛性焦虑症 60 例 [J]．实用中医内科杂志，2011，25（12）：27-28.

清脑复神液

【处方】人参、黄芪、当归、鹿茸（去皮）、菊花、薄荷、柴胡、决明子、荆芥穗、丹参、远志、五味子、枣仁、莲子心、麦冬、百合、竹茹、黄芩、桔梗、陈皮、茯苓、甘草、半夏、枳壳、干姜、石膏、冰片、大黄、木通、黄柏、柏子仁、莲子肉、知母、石菖蒲、川芎、赤芍、桃仁（炒）、红花、山楂、牛膝、白芷、藁本、蔓荆子、葛根、防风、羌活、钩藤、地黄。

【功能与主治】清心安神，化痰醒脑，活血通络。用于神经衰弱，失眠，顽固性头痛，脑震荡后遗症所致头痛、眩晕、健忘、失眠等症。

【用法与用量】口服。轻症一次 10ml，重症一次 20ml，一日 2 次。

【禁忌】孕妇及对酒精过敏者慎用。

【注意事项】

1．忌食辛辣、油腻不消化食物。

2．服药期间要保持平和心态，有规律的生活，切忌生气恼怒。

3．服药期间不宜同时服用藜芦、五灵脂、皂荚或其制剂；不宜喝茶和吃萝卜，以免影响药效。

4．服药 3 天后，症状无改善或加重者，应立即停药并去医院就诊。

5．孕妇慎用。

6．对本品过敏者禁用，过敏体质者慎用。

7．本品性状发生改变时禁止使用。

8．儿童必须在成人监护下使用。

9．请将本品放在儿童不能接触的地方。

10．如正在使用其他药品，使用本品前请咨询医师或药师。

【规格】每支装 10ml。

【贮藏】密封，置阴凉处。

【药理毒理】本品具有延长睡眠时间、抑制自发活动的功效[1]。

·**延长睡眠时间**　清脑复神液能缩短戊巴比妥钠所致小鼠的入睡时间，并延长其睡眠时间[1]。

·**抑制自发活动**　测定小鼠走动时间及双前肢向上抬举次数，发现清脑复神液有抑制小鼠自发活动的作用[1]。

【参考文献】

[1] 吴启端，方永奇，邹衍衍，等．清脑复神液主要药效学研究 [J]．中药新药与临床药理，2000，11（4）：240-241．

（二）心胆气虚证常用中成药品种

安神温胆丸

【处方】制半夏、陈皮、竹茹、酸枣仁（炒）、枳实、远志（制）、五味子、人参、熟地黄、茯苓、朱砂、甘草、大枣。

【功能与主治】和胃化痰，安神定志。用于心胆虚怯，触事易惊，心悸不安，虚烦不寐。

【用法与用量】口服。一次 1 丸，一日 2 次。

【禁忌】孕妇禁用。

【注意事项】

1．服用前应除去蜡皮、塑料球壳。

2．该品不可整丸吞服。

【规格】每丸重 10g。

【贮藏】密封。

朱砂安神丸

【处方】朱砂、黄连、地黄、当归、甘草。

【功能与主治】清心养血，镇惊安神。用于胸中烦热，心神不宁，失眠多梦。

【用法与用量】口服，温开水送服。大蜜丸一次 1 丸，小蜜丸一次 9g，水蜜丸一次 6g，一日 2 次。

【禁忌】孕妇禁用。

【注意事项】

1．心气不足，心神不安者勿用。

2．忌食辛辣、油腻及刺激性食物，忌烟酒。

3．因消化不良、胃脘嘈杂而怔忡不安、不眠者忌服。

4．孕妇忌服。

5．与碘化物、溴化物不宜并用，因朱砂成分为硫化汞（HgS），在胃肠道遇到碘化物、溴化物产生有刺激性碘化汞、溴化汞，引起赤痢样大便，从而产生严重的医源性肠炎。

6．不宜多服久服，儿童尤不宜久用。

【规格】大蜜丸，每丸重 9g；小蜜丸，每丸重 3g；水蜜丸，每 100 丸重 10g。

【贮藏】密封，防潮，防虫蛀，防烂霉变质。置室内阴凉干燥处，以室温 5℃～25℃，室内相对湿度在 60%～70% 为宜。

【药理毒理】朱砂安神丸可起到降低心率、改善睡眠的作用。

· **降低心率**　朱砂安神丸能有效改善氯仿 – 肾上腺素或是 1% 草乌注射液引起的家兔心律失常[1]。

· **改善睡眠**　通过多导睡眠描记技术，发现朱砂安神丸对猫可起到明显的缩短清醒期（W）、延长慢波睡眠Ⅰ期（SWS Ⅰ）及总睡眠时间的功效[2]。

【参考文献】

[1] 李钟文，董桂兰，蒋传富，等．朱砂及朱砂安神丸镇心安神功效的研究 [J]．中国中药杂志，1993，（7）：436-437.

[2] 孙兵，郝洪谦，郑开俊，等．朱砂安神丸药理作用的实验研究 [J]．中成药，1995，（7）：30-31.

琥珀安神丸

【处方】生地、玄参、天门冬、麦门冬、丹参、当归、琥珀、龙骨、人参、茯苓、大枣、甘草、柏子仁、五味子、酸枣仁、远志、合欢皮、桔梗。

【功能与主治】育阴养血，补心安神。用于怔忡健忘，心悸失眠，虚烦不安。

【用法与用量】口服。一次 1 丸，一日 2 次。

【禁忌】外感发热患者忌服。

【注意事项】

1．服本药时不宜同时服用藜芦、五灵脂、皂荚或其制剂；不宜喝茶和吃萝卜，以免影响药力。

2．本品宜餐后服。

3．服本品 1 周后症状未见改善，或症状加重者，应立即停药并去医院就诊。

4．对本品过敏者禁用，过敏体质者慎用。

5．本品性状发生改变时禁止使用。

6．儿童必须在成人监护下使用。

7．请将本品放在儿童不能接触到的地方。

8．如正在使用其他药品，使用本品前请咨询医师或药师。

【规格】每丸重 9g。

【贮藏】遮光，密封保存。

（三）心脾两虚证常用中成药品种

人参归脾丸

【处方】人参、白术（麸炒）、茯苓、炙黄芪、当归、龙眼肉、酸枣仁（炒）、远志（去心，甘草炙）、木香、炙甘草。

【功能与主治】益气补血，健脾养心。用于（1）心脾两虚证，症见心悸怔忡、健忘失眠、多梦易惊、食少体倦、面色萎黄、舌淡苔白、脉细弱。（2）脾不统血证，症见便血、吐血、女子月经不调、量多色淡、崩漏或带下、舌淡、脉细者。

【用法与用量】口服。一次1丸，一日2次。

【禁忌】身体壮实不虚者忌服。

【注意事项】

1．不宜和感冒类药同时服用。

2．不宜喝茶和吃萝卜，以免影响药效。

3．服本药时不宜同时服用藜芦、五灵脂、皂荚或其制剂。

4．高血压患者或正在接受其他药物治疗者应在医师指导下服用。

5．本品宜饭前服用或进食同时服。

6．服药2周后症状未改善，或服药期间出现食欲不振、胃脘不适等症应去医院就诊。

7．按照用法用量服用，小儿及年老者应在医师指导下服用。

8．对本品过敏者禁用，过敏体质者慎用。

9．本品性状发生改变时禁止使用。

10.儿童必须在成人监护下使用。

11.请将本品放在儿童不能接触的地方。

12.如正在使用其他药品，使用本品前请咨询医师或药师。

【规格】每丸重9g，每盒装10丸。

【贮藏】密闭。

脑力静糖浆

【处方】大枣、小麦、甘草流浸膏、甘油磷酸钠（50%）、维生素 B_1、维生素 B_2、维生素 B_6。

【功能与主治】养心安神，和中缓急，补脾益气。用于心气不足引起的神经衰弱，头晕目眩，身体虚弱，失眠健忘，精神忧郁，烦躁及小儿夜不安寐。

【用法与用量】口服。一次10～20ml，一日3次。

【禁忌】尚不明确。

【注意事项】

1．糖尿病患者慎用。

2．本品宜餐后服。

3．服本药1周后症状未见改善，或症状加重者，应立即停药并去医院就诊。

4．对本品过敏者禁用，过敏体质者慎用。

5．本品性状发生改变时禁止使用。

6．儿童必须在成人监护下使用。

7．请将本品放在儿童不能接触的地方。

【规格】（1）每支装 10ml，（2）每支装 20ml，（3）每瓶装 100ml，（4）每瓶装 168ml。

【贮藏】密封。

【药理毒理】脑力静胶囊能延长戊巴比妥钠诱导的小鼠睡眠时间，对抗士的宁诱发的小鼠惊厥及抑制小鼠的自发活动，起到一定的镇静催眠和抗惊厥作用[1]。

【参考文献】

[1] 李文芳，明亮，张艳，等．脑力静胶囊的主要药效学研究[J].安徽中医临床杂志，2000，12（4）：296-297.

（四）肝郁化火证常用中成药品种

柴胡舒肝丸

【处方】茯苓、白芍（酒炒）、陈皮、枳壳（炒）、甘草、桔梗、豆蔻、香附（醋制）、厚朴（姜制）、山楂（炒）、柴胡、苏梗、三棱（醋制）、莪术（炒）、当归、防风、黄芩、木香、大黄（酒炒）、半夏、六神曲（炒）、薄荷、槟榔（炒）、青皮（炒）、乌药。

【功能与主治】疏肝理气，消胀止痛。用于肝气不舒，胸胁痞闷，食滞不消，呕吐酸水。

【用法与用量】口服。一次 1 丸，一日 2 次。

【禁忌】尚不明确。

【注意事项】

1．忌生冷及油腻难消化的食物。

2．服药期间要保持情绪乐观，切忌生气恼怒。

3．有高血压、心脏病、肝病、糖尿病、肾病等慢性病严重者应在医师指导下服用。

4．儿童、年老体弱者、孕妇、哺乳期妇女及月经量多者应在医师指导下服用。

5．严格按用法用量服用，本品不宜长期服用。

6．服药3天症状无缓解，应去医院就诊。

7．对本品过敏者禁用，过敏体质者慎用。

8．本品性状发生改变时禁止使用。

9．儿童必须在成人监护下使用。

10．请将本品放在儿童不能接触的地方。

11．如正在使用其他药品，使用本品前请咨询医师或药师。

【规格】每丸重10g。

【贮藏】密封。

丹栀逍遥丸

【处方】牡丹皮、栀子（炒焦）、柴胡（酒制）、白芍（酒炒）、当归、茯苓、白术（土炒）、薄荷、甘草（蜜炙）。

【功能与主治】疏肝解郁，清热调经。用于肝郁化火，胸胁胀痛，烦闷急躁，颊赤口干，有潮热或食欲不振，以及妇女月经先期，经行不畅，乳房与少腹胀痛。

【用法与用量】口服。一次6～9g，一日2次。

【禁忌】尚不明确。

【注意事项】

1．少吃生冷及油腻难消化的食品。

2．服药期间要保持情绪乐观，切忌生气恼怒。

3．服药1周后，症状未见缓解，或症状加重者，应及时到医院就诊。

4．孕妇慎用。

5．对本品过敏者禁用，过敏体质者慎用。

6．本品性状发生改变时禁止使用。

7．儿童必须在成人监护下使用。

8．请将本品放在儿童不能接触的地方。

9．如正在使用其他药品，使用本品前请咨询医师或药师。

【规格】每袋装6g。

【贮藏】密闭，防潮。

加味逍遥丸（口服液）

【处方】柴胡、当归、白芍、白术（炒）、茯苓、甘草、牡丹皮、栀子（姜炙）、薄荷。

【功能与主治】疏肝清热，健脾养血。用于两胁胀痛，心烦易怒，倦怠食少，月经不调。

【用法与用量】

丸剂：口服。一次6g，一日2次。

口服液：口服。一次10ml，一日2次。

【禁忌】尚不明确。

【注意事项】

1．忌生冷及油腻难消化的食物。

2．服药期间要保持情绪乐观，切忌生气恼怒。

3．有高血压、心脏病、糖尿病、肝病、肾病等慢性病严重者应在医师指导下服用。

4．平素月经正常，突然出现经量过多、经期延长，或月经过少、经期错后，或阴道不规则出血者应去医院就诊。

5．脐腹胀痛严重者应去医院就诊。

6．儿童、年老体弱、孕妇、哺乳期妇女及月经量多者应在医师指导下服用。

7．服药3天后症状无缓解，应去医院就诊。

8．对本品过敏者禁用，过敏体质者慎用。

9．本品性状发生改变时禁止使用。

10．儿童必须在成人监护下使用。

11．请将本品放在儿童不能接触的地方。

12．如正在使用其他药品，使用本品前请咨询医师或药师。

【规格】

丸剂：每100丸相当于原药材6g。

口服液：（1）每支装10ml，（2）每瓶装100ml，（3）每瓶装150ml。

【贮藏】 密封，防潮。

解郁安神颗粒（片）

【处方】 柴胡、郁金、栀子（炒）、胆南星、茯苓、石菖蒲、远志（制）、百合、酸枣仁（炒）、龙齿、浮小麦、炙甘草、大枣、半夏（制）、当归、白术（炒）。

【功能与主治】疏肝解郁，安神定志。用于情志不舒、肝郁气滞等精神刺激所致的心烦、焦虑、失眠、健忘、更年期症候群。

【用法与用量】

颗粒剂：开水冲服。一次 1 袋，一日 2 次。

片剂：口服。一次 3 片，一日 2 次。

【禁忌】孕妇、哺乳期妇女禁用。

【注意事项】

1．少吃生冷及油腻难消化的食品。

2．服药期间要保持情绪乐观，切忌生气恼怒。

3．火郁证者不适用，主要表现为口苦咽干、面色红赤、心中烦热、胁胀不眠、大便秘结。

4．有高血压、心脏病、糖尿病、肝病、肾病等慢性病严重者应在医师指导下服用。

5．本品不宜长期服用，服药 3 天症状无缓解，应去医院就诊。

6．严格按用法用量服用，儿童、年老体弱者应在医师指导下服用。

7．对本品过敏者禁用，过敏体质者慎用。

8．本品性状发生改变时禁止使用。

9．儿童必须在成人监护下使用。

10．请将本品放在儿童不能接触的地方。

11．如正在使用其他药品，使用本品前请咨询医师或药师。

【规格】

颗粒剂：每袋装 5g。

片剂：每片重 0.4g。

【贮藏】密封。

（五）瘀血内阻证常用中成药品种

血府逐瘀丸（口服液、胶囊）

【处方】柴胡、当归、地黄、赤芍、红花、炒桃仁、麸炒枳壳、甘草、川芎、牛膝、桔梗。

【功能与主治】活血祛瘀，行气止痛。用于气滞血瘀所致的胸痹、头痛日久、痛如针刺而有定处，内热烦闷，心悸失眠，急躁易怒。

【用法与用量】

丸剂：口服，空腹用红糖水送服。规格（1）大蜜丸，一次1～2丸；规格（2）水蜜丸，一次6～12g；规格（3）水蜜丸，一次1～2袋；规格（4）小蜜丸，一次9～18g（45～90丸），一日2次。

口服液：口服。一次 10ml，一日 3 次；或遵医嘱。

胶囊：口服。一次6粒，一日2次，1个月为一疗程。

【禁忌】孕妇禁用。

【注意事项】

1. 忌生冷及油腻难消化的食物。

2. 气虚血瘀者慎用。

3. 治疗期间若心痛持续发作，宜加用硝酸酯类药物。如出现剧烈心绞痛、心肌梗死，应及时救治。

【规格】

丸剂：（1）大蜜丸，每丸重 9g；（2）水蜜丸，每 60 粒重 6g；（3）水蜜丸，每 67 丸约重 1g；（4）小蜜丸，每 100 丸重 20g。

口服液：每支装 10ml。

胶囊：每粒装 0.4g。

【贮藏】密封。

【药理毒理】血府逐瘀胶囊能起到镇静及对中枢神经系统的调节作用[1]。

【临床报道】随机将 68 例广泛性焦虑症的患者分为两组。治疗组在原抗焦虑药物的基础上予血府逐瘀汤为主加减。采用焦虑自虑量表（SAS）、汉密尔焦虑量表（HAMA）评估临床症状及疗效，治疗中出现的症状量表（TESS）和锥体外系反应量表（ESRS）评估不良反应；分别于治疗前及治疗后的 2、6 周末各评定 1 次，对照组单用抗焦虑药物治疗，治疗组显效率 72.2%，高于对照组 56.3%（$P < 0.05$）[2]。

【参考文献】

[1] 潘国栋．血府逐瘀汤的药理研究与临床应用 [J]．中成药，1994，（11）：47-48.

[2] 王吉祥．血府逐瘀汤加减治疗广泛性焦虑症 36 例 [J]．中国中医药现代远程教育，2009，7（2）：140.

参松养心胶囊

【处方】人参、麦冬、山茱萸、丹参、炒酸枣仁、桑寄生、赤芍、土鳖虫、甘松、黄连、南五味子、龙骨。

【功能与主治】益气养阴，活血通络，清心安神。用于治疗心悸不安，气短乏力，动则加剧，胸部闷痛，失眠多梦，盗汗，神倦懒言。

【用法与用量】口服。一次 2～4 粒，一日 3 次。

【禁忌】孕妇禁用。

【注意事项】

1．应注意配合原发性疾病的治疗。

2．忌食生冷、辛辣、油腻食物，忌烟酒、浓茶。

3．治疗期间若心痛持续发作，宜加用硝酸酯类药物。如出现剧烈心绞痛、心肌梗死，应及时救治。

【规格】每粒装 0.4g。

【贮藏】密封。

【药理毒理】参松养心胶囊能通过调节心脏多离子通道功能、心脏传导系统功能、自主神经系统功能和改善心肌供血起到抗心律失常的作用[1]。

【临床报道】采用随机方法将 49 例患者分为观察组 26 例，对照组 23 例。观察组服用参松养心胶囊每次 4 粒，每日 3 次，联合多塞平片每次 25mg，每日 3 次；对照组单服多塞平片每次 25mg，每日 3 次。均服药 8 周。结果：观察组与对照组比较，显效率差别明显，经统计学处理 $P < 0.05$，有显著性差异[2]。

【参考文献】

[1] 谢俊大，钟萌，吴真. 参松养心胶囊的药理毒理与临床研究概况 [J]. 中国药房，2008，（33）：2628-2631.

[2] 王六银. 参松养心胶囊治疗焦虑症的临床观察 [J]. 光明中医，2011，26（5）：969-970.

（六）肝胆湿热证常用中成药品种

龙胆泻肝丸（颗粒、口服液）

【处方】龙胆、柴胡、黄芩、栀子（炒）、泽泻、木通、车前子（盐炒）、当归（酒炒）、地黄、炙甘草。

【功能与主治】 清肝胆，利湿热。用于肝胆湿热，头晕目赤，耳鸣耳聋，耳肿疼痛，胁痛口苦，尿赤涩痛，湿热带下。

【用法与用量】

丸剂：口服。水丸一次 1 袋，大蜜丸一次 1 ~ 2 丸，一日 2 次。

颗粒剂：温开水送服。一次 4 ~ 8g，一日 2 次。

口服液：口服。一次 10ml，一日 3 次。

【禁忌】 孕妇慎用。

【注意事项】

1．孕妇、年老体弱者、大便溏软者慎用。

2．忌食辛辣、刺激性食物。

3．服本药时不宜同时服滋补性中成药。

4．有高血压、心脏病、肝病、肾病、糖尿病等慢性病严重者，以及正在接受其他治疗的患者，应在医师指导下服用。

5．服药 3 天后症状未改善，或出现其他严重症状时，应停药，并去医院就诊。

6．按照用法用量服用，小儿、年老体弱者应在医师指导下服用。

7．长期服用应向医师咨询。

8．对本品过敏者禁用，过敏体质者慎用。

9．本品性状发生改变时禁止使用。

10．儿童必须在成人监护下使用。

11．请将本品放在儿童不能接触的地方。

12．如正在使用其他药品，使用本品前请咨询医师或药师。

【规格】

丸剂：水丸，每袋装 6g；大蜜丸，每丸重 6g。

颗粒剂：每袋装 6g。

口服液：每支装 10ml。

【贮藏】密封，防潮。

【临床报道】将 110 例焦虑症患者随机分为两组，治疗组 58 例，对照组 52 例，治疗组治以龙胆泻肝汤加减，对照组以口服盐酸帕罗西汀治疗，每次 20～40mg，每日 1 次，饭后顿服。以上两组均以 4 周为一个疗程判断疗效。治疗组 58 例，痊愈 11 例，显著进步 19 例，进步 21 例，无效 7 例，总有效率 87.93%；对照组 52 例，痊愈 8 例，显著进步 16 例，进步 19 例，无效 9 例，总有效率 82.70%。两组疗效比较，差异无显著性（$P > 0.05$）[1]。

【参考文献】

[1] 程坤，沈莉，颜红 . 龙胆泻肝汤加减治疗气郁化火型焦虑症 58 例 [J]. 中医杂志，2009，50（12）：1127.

泻肝安神丸

【处方】龙胆、黄芩、栀子（姜炙）、珍珠母、牡蛎、龙骨、柏子仁、酸枣仁（炒）、远志（去心，甘草炙）、当归、地黄、麦冬、蒺藜（去刺，盐炙）、茯苓、车前子（盐炙）、泽泻（盐炙）、甘草。

【功能与主治】清肝泻火，重镇安神。用于失眠，心烦，惊悸及神经衰弱。

【用法与用量】口服。一次 6g，一日 2 次。

【禁忌】外感发热者，脾胃虚弱便溏者忌服。

【注意事项】

1. 本品宜饭后服。

2. 服用本品 3 天后症状未见改善或加重者，应到医院就诊。

3. 对本品过敏者禁用，过敏体质者慎用。

4. 本品性状发生改变时禁止使用。

5. 儿童必须在成人监护下使用。

6. 请将本品放在儿童不能接触的地方。

7. 如正在使用其他药品，使用本品前请咨询医师或药师。

【规格】每 100 丸重 6g。

【贮藏】密封。

（七）心肾不交证常用中成药品种

养心安神丸

【处方】五味子、首乌藤、合欢花、黄精、当归、丹参、酸枣仁、远志、知母、磁石。

【功能与主治】补肾益智，养心安神。用于心肾不交引起的少眠多梦，头晕心悸，耳鸣健忘，倦怠无力。

【用法与用量】口服。一次 1 袋，一日 2 次。

【禁忌】孕妇禁用，外感发热者禁用。

【注意事项】

1. 忌烟、酒及辛辣、油腻食物。

2. 服药期间要保持情绪乐观，切忌生气恼怒。

3. 有高血压、心脏病、糖尿病、肝病、肾病等慢性病严重者应在医师指导下服用。

4. 服药 7 天症状无缓解，应去医院就诊。

5. 儿童、年老体弱者应在医师指导下服用。

6．对本品过敏者禁用，过敏体质者慎用。

7．本品性状发生改变时禁止使用。

8．儿童必须在成人监护下使用。

9．请将本品放在儿童不能接触的地方。

10．如正在使用其他药品，使用本品前请咨询医师或药师。

【规格】每袋装 6g。

【贮藏】密闭，防潮。

天王补心丸（片）

【处方】丹参、当归、石菖蒲、党参、茯苓、五味子、麦冬、天冬、地黄、玄参、远志（制）、酸枣仁（炒）、柏子仁、桔梗、甘草、朱砂。

【功能与主治】滋阴养血，补心安神。用于心阴不足，心悸健忘，失眠多梦，大便干燥。

【用法与用量】

丸剂：口服。规格（1）大蜜丸，一次 1 丸，一日 2 次；规格（2）浓缩丸，一次 8 丸，一日 3 次；规格（3）、（5）水蜜丸，一次 6g，一日 2 次；规格（4）、（6）小蜜丸，一次 9g，一日 2 次。

片剂：口服。一次 4～6 片，一日 2 次。

【禁忌】肝肾功能不全者禁用。

【注意事项】

1．本品含朱砂，不宜长期服用。

2．不宜饮用浓茶、咖啡等刺激性饮品。

3．严重心律失常者，需急诊观察治疗。

【规格】

丸剂：（1）每丸重9g，（2）每8丸相当于原药材3g，（3）每袋装6g，（4）每袋装9g，（5）每瓶装60g，（6）每瓶装120g。

片剂：每片重0.5g。

【贮藏】 密闭，防潮。

【临床报道】 对52例患者以天王补心丹加减治疗，痊愈29例（55.77%），显效12例（23.08%），有效4例（7.7%），无效7例（13.46%），总有效率为86.55%[1]。

【参考文献】

[1] 王再涛.天王补心丹加减治疗焦虑症52例[J].实用医学杂志，2001，17（8）：763.

磁朱丸

【处方】 磁石（煅）、朱砂、六神曲（炒）。

【功能与主治】 镇心，安神，明目。用于心肾阴虚，心火偏亢，心悸失眠，耳鸣耳聋，视物昏花。

【用法与用量】 口服。一次3g，一日2次。

【禁忌】 气虚下陷、急性眼痛、胃溃疡患者及孕妇禁服本品。

【注意事项】

1. 忌食辛辣、油腻食物。

2. 本品不宜多服、久服。

3. 不宜与碘化物、溴化物并用。

4. 脾胃虚弱而胃脘疼痛者慎用。

【规格】 每18粒重1g。

【贮藏】 密闭，防潮。

附二

治疗焦虑症的常用中成药简表

证型	药物名称	功能	主治病证	用法用量	备注
肾虚肝旺证	百乐眠胶囊	滋阴清热，养心安神。	用于肝郁阴虚型失眠，症见入睡困难，多梦易醒，醒后不眠，头晕乏力，烦躁易怒，心悸不安等。	口服。一次4粒，一日2次，14天为一个疗程。	医保
	六味地黄丸（颗粒、胶囊）	滋阴补肾。	用于肾阴亏损，症见头晕耳鸣，腰膝酸软，骨蒸潮热，盗汗遗精，消渴。	丸剂：口服。规格（1）大蜜丸，一次1丸，一日2次；规格（2）浓缩丸，一次8丸，一日3次；规格（3）水蜜丸，一次6g，一日2次；规格（4）、（5）、（6）小蜜丸，一次9g，一日2次。颗粒剂：开水冲服。一次5g，一日2次。胶囊：口服。规格（1）一次1粒，规格（2）一次2粒，一日2次。	丸剂：药典，基药，医保 颗粒剂：药典，基药，医保 胶囊：药典，基药，医保
	清脑复神液	清心安神，化痰醒脑，活血通络。	用于神经衰弱，失眠，顽固性头痛，脑震荡后遗症所致头痛、眩晕、健忘、失眠等症。	口服。轻症一次10ml，重症一次20ml，一日2次。	医保
心胆气虚证	安神温胆丸	和胃化痰，安神定志。	用于心胆虚怯，触事易惊，心悸不安，虚烦不寐。	口服。一次1丸，一日2次。	
	朱砂安神丸	清心养血，镇惊安神。	用于胸中烦热，心神不宁，失眠多梦。	口服，温开水送服。大蜜丸一次1丸，小蜜丸一次9g，水蜜丸一次6g，一日2次。	医保

续表

证型	药物名称	功能	主治病证	用法用量	备注
心胆气虚证	琥珀安神丸	育阴养血，补心安神。	用于怔忡健忘，心悸失眠，虚烦不安。	口服。一次1丸，一日2次。	
心脾两虚证	人参归脾丸	益气补血，健脾养心。	用于（1）心脾两虚证，症见心悸怔忡、健忘失眠、多梦易惊、食少体倦、面色萎黄、舌淡苔白、脉细弱。（2）脾不统血证，症见便血、吐血、女子月经不调、量多色淡、崩漏或带下、舌淡、脉细者。	口服。一次1丸，一日2次。	医保
	脑力静糖浆	养心安神，和中缓急，补脾益气。	用于心气不足引起的神经衰弱，头晕目眩，身体虚弱，失眠健忘，精神忧郁，烦躁及小儿夜不安寐。	口服。一次10～20ml，一日3次。	
肝郁化火证	柴胡舒肝丸	疏肝理气，消胀止痛。	用于肝气不舒，胸胁痞闷，食滞不消，呕吐酸水。	口服。一次1丸，一日2次。	医保
	丹栀逍遥丸	疏肝解郁，清热调经。	用于肝郁化火，胸胁胀痛，烦闷急躁，颊赤口干，有潮热或食欲不振，以及妇女月经先期，经行不畅，乳房与少腹胀痛。	口服。一次6～9g，一日2次。	基药，医保

证型	药物名称	功能	主治病证	用法用量	备注
肝郁化火证	加味逍遥丸（口服液）	疏肝清热，健脾养血。	用于两胁胀痛，心烦易怒，倦怠食少，月经不调。	丸剂：口服。一次6g，一日2次。口服液：口服。一次10ml，一日2次。	丸剂：药典，医保口服液：药典，医保
	解郁安神颗粒（片）	疏肝解郁，安神定志。	用于情志不舒、肝郁气滞等精神刺激所致的心烦、焦虑、失眠、健忘、更年期症候群。	颗粒剂：开水冲服。一次1袋，一日2次。片剂：口服。一次3片，一日2次。	
瘀血内阻证	血府逐瘀丸（口服液、胶囊）	活血祛瘀，行气止痛。	用于气滞血瘀所致的胸痹、头痛日久、痛如针刺而有定处，内热烦闷，心悸失眠，急躁易怒。	丸剂：口服，空腹用红糖水送服。规格（1）大蜜丸，一次1~2丸，规格（2）水蜜丸，一次6~12g，规格（3）水蜜丸，一次1~2袋，规格（4）小蜜丸，一次9~18g（45~90丸），一日2次。口服液：口服。一次10ml，一日3次；或遵医嘱。胶囊：口服。一次6粒，一日2次，1个月为一疗程。	丸剂：基药口服液：医保胶囊：药典，基药，医保
	参松养心胶囊	益气养阴，活血通络，清心安神。	用于治疗心悸不安，气短乏力，动则加剧，胸部闷痛，失眠多梦，盗汗，神倦懒言。	口服。一次2~4粒，一日3次。	医保
肝胆湿热证	龙胆泻肝丸（颗粒、口服液）	清肝胆，利湿热。	用于肝胆湿热，头晕目赤，耳鸣耳聋，耳肿疼痛，胁痛口苦，尿赤涩痛，湿热带下。	丸剂：口服。水丸一次1袋，大蜜丸一次1~2丸，一日2次。颗粒剂：温开水送服。一次4~8g，一日2次。口服液：口服。一次10ml，一日3次。	丸剂：药典，医保
	泻肝安神丸	清肝泻火，重镇安神。	用于失眠，心烦，惊悸及神经衰弱。	口服。一次6g，一日2次。	

续表

证型	药物名称	功 能	主治病证	用法用量	备注
心肾不交证	养心安神丸	补肾益智，养心安神。	用于心肾不交引起的少眠多梦，头晕心悸，耳鸣健忘，倦怠无力。	口服。一次1袋，一日2次。	
	天王补心丸（片）	滋阴养血，补心安神。	用于心阴不足，心悸健忘，失眠多梦，大便干燥。	丸剂：口服。规格（1）大蜜丸，一次1丸，一日2次；规格（2）浓缩丸，一次8丸，一日3次；规格（3）、（5）水蜜丸，一次6g，一日2次；规格（4）、（6）小蜜丸，一次9g，一日2次。 片剂：口服。一次4～6片，一日2次。	丸剂：药典，基药，医保 片剂：基药
	磁朱丸	镇心，安神，明目。	用于心肾阴虚，心阳偏亢，心悸失眠，耳鸣耳聋，视物昏花。	口服。一次3g，一日2次。	

245

血管性痴呆

血管性痴呆（vascular dementia，VD）是主要发生在脑血管疾病基础上的，以记忆、认知功能缺损，或伴有视空间技能和情感人格障碍的疾病。核心症状以记忆力、注意力减退，反应迟钝，语言功能及执行功能减退为主，或伴有视空间技能和情感人格障碍，以及社交、工作和日常活动能力下降等表现。动脉粥样硬化是主要病因。由于脑血管狭窄、梗塞、灌注不足或脑出血等原因造成智能相关部位脑组织缺血变性为主要发病机制。

VD患者常有高血压、糖尿病、心脏疾患、血脂异常，以及吸烟、饮酒等不良生活方式，即所谓卒中痴呆相关危险因素，导致脑动脉硬化或狭窄。在老年人所患痴呆中，其发病率仅次于阿尔茨海默病（AD），逐渐成为影响中老年人健康和生活质量的常见病、多发病，并且随着我国人口老龄化的不断发展，将给社会和家庭带来沉重负担。

中医亦称本病为"痴呆"、"呆病"，是在虚、痰、瘀，络脉阻滞的基础上，痰瘀互结、蕴积化毒、毒损脑络、损害脑髓致神明失用、灵机记忆丧失的疾病。

一、中医病因病机分析及常见证型

中医学认为VD病位在脑，与心、肾、肝、脾密切相关。病性为本虚标实，本虚以肾精气虚，肝肾阴亏，脾肾不足为主，标实则为痰瘀风火毒。虚、痰、瘀互结阻络贯穿疾病始终。在疾病相对平稳的平台期，以虚夹痰瘀阻络为主；至病情波动期则痰浊、痰热、风痰诸邪壅滞，络脉结滞之势加重；下滑期，则以痰瘀浊毒损伤络脉为主。VD早期病情较平稳，平台期相对较长，虚中夹实，络脉结滞之势尚轻；至中期，虚损日重而络脉瘀阻更甚，浊实之邪易壅滞为患，易酿生浊毒，病情易波动下滑；至晚期，虚痰瘀毒胶结深伏，病情重。

二、辨证选择中成药

1. 肝肾精亏，痰瘀内阻证

【临床表现】善忘失算，反应迟钝，动作笨拙，头目眩晕，耳鸣耳聋，腰膝酸软，肢体麻木，或见夜尿频或尿有余沥、失禁，大便秘结；舌体偏瘦，舌质暗红或有瘀点瘀斑，苔腻或薄，脉细弦或细数。

【辨证要点】头目眩晕，耳鸣耳聋，腰膝酸软，夜尿频或尿有余沥、失禁。

【病机简析】老年患者，内伤积损，精气亏虚，风火痰瘀内生，气血逆乱于脑，中风既成，进一步扰乱气血，耗伤脏腑，肝肾阴虚，气血津精化源不足，运化无力，难以上输布达，使脑失清阳之助、津液之濡、精血之荣，加之痰瘀内生，夹杂为患，以致元神失养，大脑功能全面下降，灵机记性渐失。

【治法】益精补肾，化痰通络。

【辨证选药】六味地黄丸（颗粒、胶囊）、左归丸、活力苏口服液、苁蓉益肾颗粒、复方苁蓉益智胶囊、补脑丸等。

此类中成药多用熟地黄、山药、牛膝、枸杞子、肉苁蓉、何首乌、黄精、菟丝子、核桃肉等滋补肝肾之品，有益精生髓健脑之功。

2. 脾肾两虚，痰瘀内阻证

【临床表现】 神情呆滞，善忘迟钝，嗜卧懒动，头昏沉或头重如裹，神疲倦怠，面色㿠白，气短乏力，肢体瘫软，手足不温，夜尿频或尿失禁，尿后余沥不尽，大便黏滞不爽或便溏；舌体胖大，有齿痕，舌质暗红或有瘀点，苔腻或水滑，脉沉。

【辨证要点】 嗜卧懒动，头昏沉或头重如裹，神疲倦怠，气短乏力，肢体瘫软，手足不温，夜尿频或尿失禁，大便黏滞不爽或便溏。

【病机简析】 年高体弱，脾肾不足，气血津精化源不足，运化无力，难以上输布达，使脑失清阳之助、津液失濡、精血失荣，加之痰瘀内生，夹杂为患，以致元神失养，大脑功能全面下降，灵机记性渐失。

【治法】 益肾健脾，化痰通络。

【辨证选药】 还少丹、刺五加脑灵液、固精补肾丸等。

此类中成药多用山药、熟地黄、茯苓、肉苁蓉、人参、远志、石菖蒲等药物，具有补益脾肾、化痰通络、开窍益智之效。

3. 肝肾阴虚，风痰瘀阻证

【临床表现】 神情呆滞较重，思睡，烦躁，头晕头痛，目眩，口舌㖞斜，吞咽困难，言语不利反复发作，舌强舌麻或颜面发麻，肢麻阵作或肢体抽搐，半身不遂，便秘；舌红苔白或白腻，苔薄黄或腻，脉弦或弦滑。

【辨证要点】 烦躁，头晕头痛，目眩，口舌㖞斜，言语不利反复发作，舌强舌麻或颜面发麻，肢麻阵作或肢体抽搐。

【病机简析】在肝肾阴亏的病理基础上，若遇情志刺激，寒热将息失宜，饮食劳逸调摄失度，脏腑阴阳严重失衡，则阴亏阳亢，内风旋动，风痰瘀血上逆，痹阻脑络，败坏脑髓，损伤灵机。

【治法】平肝熄风，化痰通络。

【辨证选药】滋补肝肾丸、天麻钩藤颗粒、养血清脑丸（颗粒）、天麻首乌片。

此类中成药多用生地、熟地、天麻、钩藤、牛膝、女贞子、墨旱莲、当归、白蒺藜等药物，以滋补肝肾之阴为本，加以平肝熄风、化痰通络之品。

4. 痰热（痰火）内扰证

【临床表现】神情呆滞较重，躁扰不安，头昏头胀，胸脘痞闷，口气臭秽或口苦口黏，呕恶，痰多黄黏，不寐，大便秘结；舌红苔黄腻，脉滑数。

【辨证要点】躁扰不安，头昏头胀，口气臭秽或口苦口黏，痰多黄黏，大便秘结，舌红苔黄腻。

【病机简析】痰瘀内蕴，化热生风，风夹痰热（痰火）上扰清窍，内生浊毒，损伤脑络，败坏脑髓，造成元神受损加剧。

【治法】化痰通腑，清热解毒。

【辨证选药】清开灵注射液、醒脑静注射液、牛黄清心丸、安脑丸（片）。

此时患者处于病情变化的转折点，极易波动下滑，症状加剧，毒邪深重，因此治疗多配合静脉制剂，多用麝香、牛黄、郁金、冰片、水牛角粉、栀子、珍珠等清热解毒开窍之品，可化痰通腑，清热解毒，迅速起效，阻止病势的进展。

5. 痰浊蒙窍证

【临床表现】双目无神，呆滞深重，面垢如蒙油腻污浊，头昏沉，嗜睡，嗜卧懒动，口多黏液，口角流涎，喉间痰鸣，痰多而黏，呃逆，恶心呕吐或干呕，呕吐痰涎；舌苔腻或厚腻、水滑，脉滑或濡等。

【辨证要点】双目无神，呆滞深重，面垢如蒙油腻污浊，头昏沉嗜睡，嗜卧懒动，口角流涎，痰多而黏，舌苔腻。

【病机简析】脏腑功能受损，运化失司，风火痰瘀诸浊邪壅滞体内不得外泄，化火生风，日久蕴化浊毒，直接败坏脑络脑髓，导致痴呆加重，病情下滑。

【治法】涤痰醒神，泄浊开窍。

【辨证选药】清脑复神液、心脑健胶囊、醒脑静注射液、苏合香丸。

此时患者病情深重，多用石菖蒲、苏合香、冰片、远志等药物涤痰醒神、泄浊开窍，促进神智的恢复。

三、用药注意

血管性痴呆的治疗以减轻"毒损脑络"为核心，以最大程度保护脑功能、延缓脑髓消减为目标，强调早期、积极、长期的治疗与康复。临床选药必须以辨证论治的思想为指导，根据病情轻重缓急采取相应的治疗，针对不同证型，选择与其相对证的药物，才能收到较为满意的疗效。患者如正在服用其他药品，应当告知医师或药师；饮食宜清淡，忌肥甘油腻食物，以防影响药效的发挥。血管性痴呆患者自理能力下降，不能自己按时按量用药者，应在监护者监护下用药。药品贮藏宜得当，存于阴凉干燥处。药品性状发生改变时禁止服用。药品必须妥善保管，放在儿童不能接触的地方，以防发生意外。对于具体药品的饮食禁忌、配伍禁忌、妊娠禁忌、证候禁忌、病证禁忌、特殊体质禁忌、特殊人群禁忌等，各药品内容中均有详细介绍，用药前务必仔细阅读。需要强调的是血管性痴呆在有可能或出现复中的情况下，中药治疗可借鉴在中风等急症方面的研究成果，采用口服药物与静脉制剂相结合的方法积极治疗。

附一

常用治疗血管性痴呆的中成药药品介绍

（一）肝肾精亏，痰瘀内阻证常用中成药品种

六味地黄丸（颗粒、胶囊）

【处方】熟地黄、酒萸肉、牡丹皮、山药、泽泻、茯苓。

【功能与主治】滋阴补肾。用于肾阴亏损，头晕耳鸣，腰膝酸软，骨蒸潮热，盗汗遗精，消渴。

【用法与用量】

丸剂：口服。规格（1）大蜜丸，一次1丸，一日2次；规格（2）浓缩丸，一次8丸，一日3次；规格（3）水蜜丸，一次6g，一日2次；规格（4）、（5）、（6）小蜜丸，一次9g，一日2次。

颗粒剂：开水冲服。一次5g，一日2次。

胶囊：口服。规格（1）一次1粒，规格（2）一次2粒，一日2次。

【注意事项】

1．忌辛辣食物。

2．不宜在服药期间服感冒药。

3．服药期间出现食欲不振、胃脘不适、大便稀、腹痛等症状时，应去医院就诊。

4．服药2周后症状未改善，应去医院就诊。

5．按照用法用量服用，孕妇、小儿应在医师指导下服用。

6．对本品过敏者禁用，过敏体质者慎用。

7．本品性状发生改变时禁止使用。

8．儿童必须在成人监护下使用。

9．请将本品放在儿童不能接触的地方。

10．如正在使用其他药品，使用本品前请咨询医师或药师。

【规格】

丸剂：（1）每丸重9g，（2）每8丸重1.44g（每8丸相当于饮片3g），（3）每袋装6g，（4）每袋装9g，（5）每瓶装60g，（6）每瓶装120g。

颗粒剂：每袋装5g。

胶囊：每粒装（1）0.3g，（2）0.5g。

【贮藏】密封。

左归丸

【处方】枸杞子、龟板胶、鹿角胶、牛膝、山药、山茱萸、熟地黄、菟丝子。

【功能与主治】滋肾补阴。用于真阴不足，腰酸膝软，盗汗，神疲口燥。

【用量与用法】口服。一次 9g，一日 2 次。

【禁忌】孕妇、儿童不宜用。

【注意事项】

1．忌油腻食物。

2．感冒患者不宜服用。

3．服药 2 周或服药期间症状无改善，或症状加重，或出现新的严重症状，应立即停药并去医院就诊。

4．药品性状发生改变时禁止服用。

5．请将此药品放在儿童不能接触的地方。

6．如正在服用其他药品，使用本品前请咨询医师或药师。

【规格】每 10 粒重 1g。

【贮藏】密封，置阴凉处。

活力苏口服液

【处方】制何首乌、枸杞子、黄精（制）、黄芪、淫羊藿、丹参。

【功能与主治】益气补血，滋养肝肾。用于年老体弱，精神萎靡，失眠健忘，眼花耳聋，脱发或头发早白属气血不足、肝肾亏虚者。

【用量与用法】口服，睡前服。一次 10ml，一日 1 次。

【注意事项】

1．忌油腻食物。

2．外感或实热内盛者不宜服用。

3．本品宜饭前服用。

4．按照用法用量服用，孕妇及高血压、糖尿病患者应在医师指导下服用。

5．服药 2 周或服药期间症状未明显改善，或症状加重者，应立即停药并到医院就诊。

6．对本品过敏者禁用，过敏体质者慎用。

7．本品性状发生改变时禁止使用。

8．请将本品放在儿童不能接触的地方。

9．如正在使用其他药品，使用本品前请咨询医师或药师。

【规格】每支装 10ml，每盒装 10 支。

【贮藏】密封，置阴凉处。

苁蓉益肾颗粒

【处方】五味子（酒制）、肉苁蓉（酒制）、茯苓、菟丝子（酒炒）等。

【功能与主治】滋阴补气，填精益髓。用于肾气不足，腰膝疼痛，记忆衰退，头晕耳鸣，四肢无力。

【用量与用法】口服。一次 1 袋，一日 2 次。

【注意事项】

1．忌辛辣、生冷食物。

2．感冒发热患者不宜服用。

3．有高血压、心脏病、肝病、糖尿病、肾病等慢性病严重者应在医师指导下服用。

4．青春期及更年期妇女应在医师指导下服用。

5．平素月经正常，突然出现月经过少，或经期错后，或阴道不规则出血者应去医院就诊。

6．服药 1 个月症状无缓解，应去医院就诊。

7. 对该品过敏者禁用，过敏体质者慎用。

8. 该品性状发生改变时禁止使用。

9. 请将该品放在儿童不能接触的地方。

10. 如正在使用其他药品，使用该品前请咨询医师或药师。

【规格】每袋装 2g。

【贮藏】密封。

复方苁蓉益智胶囊

【处方】制何首乌、荷叶、肉苁蓉、地龙、漏芦。

【功能与主治】益智养肝，活血化浊，健脑增智。用于轻、中度血管性痴呆肝肾亏虚兼痰瘀阻络证，症见智力减退、思维迟钝、神情呆滞、健忘，或喜怒不定、腰膝酸软、头晕耳鸣、失眠多梦等。

【用量与用法】口服。一次 4 粒，一日 3 次。

【注意事项】临床试验期间，个别患者出现尿频、呕吐（重度）、中度头晕、乏力、皮肤黏膜疱疹、轻度失眠等，认为与服用药物可能无关。

【规格】每粒装 0.3g。

【贮藏】铝塑包装，每板 8 粒，每盒 3 板。

【不良反应】个别病例出现心慌、恶心、腹痛、便溏、腹泻、脘腹胀满、食欲下降、轻度皮肤瘙痒等。

【药理毒理】复方苁蓉益智胶囊，原名聪圣胶囊。在缺血再灌合并颈外静脉抽血降压所致缺血性脑损伤的大鼠模型中，本品可使大鼠在跳台试验中的错误次数减少；水迷宫试验中游全程的时间缩短，进入盲端的错误次数减少；并可改善模型组造成的病理改变[1]。去皮层血管大鼠学习记忆障碍的模型中，本品可使跳台法的错误次数减少；水迷宫法进入盲端的次数减少，游泳时间缩短，表明本品对学习记忆试验的指标有一定的改善作用[2]；亦能改善由脑血栓所造成的脑缺血症状（减轻脑水肿程度，降低缺血大鼠脑梗死范围），提高模型大鼠的脑组织血流量[3]；本品可降低大鼠旁路血栓形成试验中的血栓湿重和干重[4]；对高龄小鼠缺血性脑损伤模型有增加学习和记忆的作用，减少其变性神经元的数目，改善能量负荷，使突触体内游离钙离子浓度有所降低[5]，降低MDA水平，升高SOD活性，并使LA含量减少，LDH活力提高[6]。

【参考文献】

[1] 赵玲，徐秋萍，李林，等.聪圣胶囊对脑缺血大鼠学习记忆和神经细胞膜完整性的影响[J].中国行为医学科学，2003，12（2）：131-133.

[2] 司银楚，朱培纯，许红，等.聪圣胶囊对去皮层血管大鼠行为学及前脑AchE、ChAT的影响[J].北京中医药大学学报，2001，24（1）：21-24.

[3] 赵玲，徐秋萍，唐民科，等.聪圣胶囊对鼠脑缺血损伤的保护及对脑血流与能量代谢的改善作用[J].中国中西医结合杂志，2001，21（5）：375-377.

[4] 赵玲，吴金英，黄丰阳，等.聪圣胶囊抗血栓形成作用研究[J].北京中医药大学学报，2000，23（5）：27-29.

[5] 赵玲，徐秋萍，李林，等.聪圣胶囊对小鼠脑缺血损伤后细胞内游离钙含量的影响[J].中国中西医结合杂志，2003，23（4）：281-283.

[6] 赵玲，徐秋萍，李林，等.聪圣胶囊对小鼠脑缺血再灌注

损伤后自由基变化的影响 [J]. 中草药，2003，34（1）：51-54.

补脑丸

【处方】 当归、枸杞子、酸枣仁（炒）、柏子仁（炒）、益智仁（盐炒）、龙骨（煅）、远志（制）、胆南星、天麻、石菖蒲、琥珀、肉苁蓉（蒸）等15味。

【功能与主治】 滋补精血，安神镇惊。用于健忘，记忆减退，头晕耳鸣，心烦失眠，心悸不宁。

【用量与用法】 口服。一次2～3g，一日2～3次。

【注意事项】

1．忌油腻食物。

2．凡脾胃虚弱，呕吐泄泻，腹胀便溏，咳嗽痰多者慎用。

3．感冒患者不宜服用。

4．孕妇、心脏病、糖尿病患者应在医师指导下服用。

5．本品宜饭前服用。

6．按照用法用量服用，小儿应在医师指导下服用。

7．服药2周或服药期间症状无改善，或症状加重，或出现新的严重症状，应立即停药并去医院就诊。

8．对本品过敏者禁用，过敏体质者慎用。

9．本品性状发生改变时禁止使用。

10．儿童必须在成人监护下使用。

11．请将本品放在儿童不能接触的地方。

12．如正在使用其他药品，使用本品前请咨询医师或药师。

【规格】 每10丸重1.5g。

【贮藏】 密闭，防潮。

（二）脾肾两虚，痰瘀内阻证常用中成药品种

还少丹

【处方】 熟地黄、山药（炒）、山茱萸、巴戟天（炒）、肉苁蓉、杜仲（盐制）、茯苓、牛膝、小茴香（盐制）、石菖蒲等15味。

【功能与主治】 温肾补脾。用于脾肾虚损所致的腰膝酸痛，耳鸣目眩，形体消瘦，食欲减退，牙根酸痛。

【用量与用法】 口服。一次6～9g，一日2次。

【禁忌】 儿童、孕妇、哺乳期妇女不宜用；糖尿病患者、外感发热及实热证者不宜用。

【注意事项】

1．忌辛辣、生冷、油腻食物。

2．本品宜饭前服用。

3．高血压、心脏病、肝病、肾病等慢性病患者应在医师指导下服用。

4．本品不宜长期服用，服药2周症状无缓解，应去医院就诊。

5．对本品过敏者禁用，过敏体质者慎用。

6．本品性状发生改变时禁止使用。

7．请将本品放在儿童不能接触的地方。

8．如正在使用其他药品，使用本品前请咨询医师或药师。

【规格】 每20丸重1g。

【贮藏】 密封。

刺五加脑灵液

【处方】刺五加浸膏、五味子流浸膏。

【功能与主治】健脾补肾，宁心安神。用于心脾两虚、脾肾不足所致的心神不宁，失眠多梦，健忘，倦怠乏力，食欲不振。

【用量与用法】口服。一次 10ml，一日 2 次。

【禁忌】外感发热患者不宜用。

【注意事项】

1．过敏体质者慎用。

2．年老体弱者应在医师指导下服用。

3．坚持规律服药，避免疾病反复发作或加重。

4．服药期间饮食宜清淡，忌食生冷、油腻、辛辣难消化的食品，以免加重病情。

5．服药期间不要饮酒、吸烟，少喝浓茶或咖啡。

6．多吃水果及富含纤维的食物，保持大便通畅。

7．服药期间，注意休息，避免劳累，保证充足的睡眠。

8．保持心情舒畅，忌过度思虑，避免恼怒、抑郁等不良情绪。

9．从事适当的体育锻炼或体力活动，增强体质。

【规格】（1）每支装 10ml，（2）每瓶装 100ml。

【贮藏】密封，置阴凉处。

固精补肾丸

【处方】熟地黄、山茱萸、枸杞子、五味子、覆盆子、石菖蒲、楮实子、山药、金樱子、茯苓、牛膝、小茴香、杜仲、巴戟天、肉苁蓉、远志、菟丝子、甘草。

【功能与主治】温补脾肾。用于脾肾虚寒，食减神疲，腰酸体倦，早泄梦遗。

【用量与用法】口服。一次6～10丸，一日2～3次。

【注意事项】

1．忌油腻食物。

2．外感或实热内盛者不宜服用。

3．本品宜饭前服用。

4．服药2周或服药期间症状无改善，或症状加重，或出现新的严重症状，应立即停药并去医院就诊。

5．对本品过敏者禁用，过敏体质者慎用。

6．本品性状发生改变时禁止使用。

7．请将本品放在儿童不能接触的地方。

8．如正在使用其他药品，使用本品前请咨询医师或药师。

【规格】塑料瓶装，每瓶装100丸。

【贮藏】密封，置阴凉处。

（三）肝肾阴虚，风痰瘀阻证常用中成药品种

滋补肝肾丸

【处方】当归、熟地黄、何首乌（黑豆、酒炙）、女贞子、墨旱莲、五味子、北沙参、麦冬、续断、陈皮、浮大麦。

【功能与主治】滋补肝肾，养血柔肝。用于肝肾阴虚，头晕失眠，心悸乏力，胁痛，午后低烧，以及慢性肝炎、慢性肾炎见阴虚证者。

【用量与用法】口服。一次 1 ~ 2 丸，一日 2 次。

【注意事项】

1．忌食生冷。

2．服用前应除去蜡皮、塑料球壳。

3．本品不可整丸吞服。

【规格】每丸重 9g。

【贮藏】密闭，防潮。

天麻钩藤颗粒

【处方】杜仲、茯苓、钩藤、黄芩、牛膝、桑寄生、石决明、首乌藤、天麻、益母草、栀子。

【功能与主治】平肝熄风，清热安神。用于肝阳上亢所引起的头痛、眩晕、耳鸣、眼花、震颤、失眠。

【用量与用法】开水冲服。一次 10g，一日 3 次；或遵医嘱。

【注意事项】阴虚之动风证不宜用。

【规格】每袋装 10g。

【贮藏】密封。

养血清脑丸（颗粒）

【处方】当归、川芎、白芍、熟地黄、钩藤、鸡血藤、夏枯草、决明子、珍珠母、延胡索、细辛。

【功能与主治】养血平肝，活血通络。用于血虚肝亢所致头痛、眩晕、眼花、心烦易怒、失眠多梦等。

【用量与用法】

丸剂：口服。一次 1 袋，一日 3 次。

颗粒剂：口服。一次 4g，一日 3 次。

【禁忌】 儿童、孕妇、哺乳期妇女不宜用；肾肝功能不全者不宜用。

【注意事项】

1．忌烟、酒及辛辣、油腻食物。

2．低血压者慎服。

3．本品不宜长期服用，服药 3 天症状无缓解，应去医院就诊。

4．严格按用法用量服用，年老体弱者及糖尿病患者应在医师指导下服用。

5．对本品过敏者禁用，过敏体质者慎用。

6．药品性状发生改变时禁止服用。

7．请将此药品放在儿童不能接触的地方。

8．如正在服用其他药品，使用本品前请咨询医师或药师。

【规格】

丸剂：每袋装 2.5g。

颗粒剂：每袋装 4g。

【贮藏】 密封，置干燥处。

【药理毒理】 本品可改善动物软脑膜微循环，增加脑血流量，缓解血管痉挛，止痛[1]。

【参考文献】

[1] 张玲，褚扬，马晓慧，等．养血清脑颗粒的药理作用研究进展 [J]．医学综述，2011，17（5）：769-771．

天麻首乌片

【处方】 天麻、白芷、何首乌、熟地黄、丹参、川芎、当归、制蒺藜、桑叶、墨旱莲、女贞子、白芍。

【功能与主治】滋阴补肾，养血熄风。用于肝肾阴虚所致的头晕目眩、头痛耳鸣、口苦咽干、腰膝酸软、脱发、白发；血管神经性头痛、脂溢性脱发见上述证候者。

【用量与用法】口服。一次6片，一日3次。

【注意事项】

1．忌不易消化食物。

2．感冒发热患者不宜服用。

3．有高血压、心脏病、肝病、糖尿病、肾病等慢性病严重者应在医师指导下服用。

4．儿童、孕妇、哺乳期妇女应在医师指导下服用。

5．服药4周症状无缓解，应去医院就诊。

6．对本品过敏者禁用，过敏体质者慎用。

7．本品性状发生改变时禁止使用。

8．儿童必须在成人监护下使用。

9．请将本品放在儿童不能接触的地方。

10．如正在使用其他药品，使用本品前请咨询医师或药师。

【规格】片芯重0.3g。

【贮藏】密封，置干燥处。

（四）痰热（痰火）内扰证常用中成药品种

清开灵注射液

【处方】胆酸、珍珠母（粉）、猪去氧胆酸、栀子、水牛角（粉）、板蓝根、黄芩苷、金银花。

【功能与主治】清热解毒，化痰通络，醒神开窍。用于热病，神昏，中风偏瘫，神志不清；急性肝炎、上呼吸道感染、肺炎、脑血栓形成、脑出血见上述证候者。

【用法与用量】肌内注射：一日 2 ～ 4ml。重症患者静脉滴注：一日 20 ～ 40ml，以 10% 葡萄糖注射液 200ml 或 0.9% 氯化钠注射液 100ml 稀释后使用。

【禁忌】孕妇不宜用。

【注意事项】

1．有表证恶寒发热者、药物过敏史者慎用。

2．如出现过敏反应及时停药并做脱敏处理。

3．本品如产生沉淀或浑浊时不得使用。如经 10% 葡萄糖或 0.9% 氯化钠注射液稀释后，出现浑浊亦不得使用。

4．药物配伍：一般不得与其他药物配伍应用。到目前为止，已确认清开灵注射液不能与硫酸庆大霉素、青霉素 G 钾、肾上腺素、阿拉明、乳糖酸红霉素、多巴胺、山梗菜碱、硫酸美芬丁胺等药物配伍使用。

5．清开灵注射液稀释以后，必须在 4h 以内用完。

6．输液速度：注意滴速勿快，儿童以 20 ～ 40 滴 /min 为宜，成年人以 40 ～ 60 滴 /min 为宜。

7．除按用法用量中说明使用以外，还可用 5% 葡萄糖注射液按每 10ml 药液加入 100ml 溶液稀释后使用。

【规格】每支装（1）2ml，（2）10ml。

【贮藏】密闭。

【药理毒理】清开灵注射液主要有抗炎，解热，保护肝脏，改善脑循环，抗凝促溶，促进脑坏死组织吸收等作用。

·**抗炎及免疫调节作用**　注射用清开灵冻干粉针能显著减轻二甲苯所致小鼠耳郭肿胀并且有效对抗角叉菜胶所致大鼠足肿胀，显著增强巨噬细胞吞噬能力，具有显著的抗炎和免疫增强作用[1]。

·**清热解毒作用**　内毒素诱导家兔热瘀证病理模型，用数字温度计观察清开灵对发热家兔体温的影响通过抑制发热家兔致热性细胞因子的释放和调节血液中纤溶和促凝物质的活性达到清热化瘀作用[2]。

·**保肝作用**　清开灵能抑制肝细胞脂质过氧化物（LPO）的生成，抑制内毒素所致肝细胞脂质过氧化物损伤，有效地保护肝细胞[3]。经对实验性肝损伤大鼠影响的观察发现，清开灵具有清除肝内代谢产物、清除炎症、修复损害细胞作用[4]。

·**改善脑循环**　清开灵通过抑制脑匀浆过氧化脂质（LPO）的生成，阻止和减少自由基对脑组织细胞不饱和脂肪酸的连锁氧化反应的进行，从而保护脑组织细胞的结构和功能[5]。并可通过增加脑内 P 物质（SP 神经肽）含量以扩张脑血管、增加脑血流、减轻脑水肿、改善脑局部缺血缺氧状态，激活单核－巨噬系统、加速对坏死组织的吞噬吸收作用，促进脑组织的修复[6]。

·**抗凝促溶作用**　能改善血液流变学、降低血浆黏度、减少血小板聚集、抑制血栓形成，从而扩张组织血管、疏通微循环、改善局部缺血缺氧、缩小梗死面积、拮抗自由基、活化组织细胞、恢复受损组织功能[7]。

【临床报道】以 120 例急性脑血管病为研究对象，将入选病例随机分为清开灵注射液治疗组（治疗组）和常规药物治疗组（对照组），在应用常规对症治疗药物基础上，治疗组予生理盐水内加清开灵注射液 40ml 静点。治疗后 15 天临床疗效比较结果显示：

治疗组有效率 93.3%，对照组有效率 66.7%[8]。

【不良反应】本品偶有过敏反应，可见皮疹、面红、局部疼痛等[9]。

【参考文献】

[1] 李莉，李东，黄继华.注射用清开灵冻干粉抗炎及免疫调节作用研究 [J].中药药理与临床，2008，24（5）：59-60.

[2] 蒋玉凤，刘智勤，汪芸.清开灵注射液对内毒素性发热家兔清热化瘀作用的研究 [J].北京中医药大学学报，2006，29（8）：537-541.

[3] 朱陵群，黄启福，王鸣川.清开灵抗内毒素所致肝细胞脂质过氧化损伤的研究 [J].北京中医药大学学报，1996，19（4）：32.

[4] 齐治家，钱家骏，乔亭泽，等.清开灵注射液对实验性肝损伤保护作用的生物化学初步研究 [J].中医杂志，1981，（5）：389.

[5] 李黎斌.清开灵对家兔脑匀浆（体外）生成脂质过氧化物的影响 [J].北京中医药大学学报，1993，16（1）：17.

[6] 白丽敏，孙红梅，朱培纯，等.清开灵注射液对实验性脑出血大鼠脑内 P 物质的影响 [J].北京中医药大学学报，1996，19（6）：67.

[7] 李锡东，兰学惠.加用清开灵和复方丹参注射液治疗重症肺原性心脏病疗效观察 [J].中西医结合实用临床急救，1997，4（1）：21.

[8] 刘清，张谦，郑世文.清开灵注射液治疗急性脑血管病 60 例临床观察 [J].中医药学刊，2006，22（6）：1131.

[9] 周永良，陈红梅，陆红.清开灵注射剂不良反应文献系统评价 [J].药事组织，2007，16（24）：50-51.

醒脑静注射液

【处方】 麝香、郁金、冰片、栀子。

【功能与主治】 清热解毒，凉血活血，开窍醒脑。用于气血逆乱，脑脉瘀阻所致中风昏迷，偏瘫口喝；外伤头痛，神志昏迷；酒毒攻心，头痛呕恶，昏迷抽搐。脑栓塞、脑出血急性期、颅脑外伤、急性酒精中毒见上述证候者。

【用法与用量】 肌内注射：一次 2 ~ 4ml，一日 1 ~ 2 次。静脉滴注：一次 10 ~ 20ml，用 5% ~ 10% 葡萄糖注射液或氯化钠注射液 250 ~ 500ml 稀释后滴注；或遵医嘱。

【禁忌】 孕妇不宜用。

【注意事项】

1. 对本品过敏者慎用。

2. 出现过敏症状时，应立即停药，必要时给予对症处理。

3. 运动员慎用。

4. 本品为芳香性药物，开启后应立即使用，防止挥发。

【规格】 每支装（1）2ml，（2）5ml，（3）10ml。

【贮藏】 密封，避光保存。

【药理毒理】 能够透过血脑屏障，直接作用于中枢神经系统，能有效降低血脑屏障通透性，起到调节中枢神经、保护大脑、减轻脑水肿和改善微循环等作用，同时还具备兴奋中枢、解热、镇痛、抑菌、抗炎、保肝等作用。

·**中枢神经系统的调节作用** 醒脑静对昏迷患者有明显的苏醒作用。基础研究表明：小剂量醒脑静注射液可明显增加小鼠的自由活动次数，能拮抗戊巴比妥钠诱导小鼠的睡眠时间，提高中枢兴奋药士的宁所致小鼠的惊厥死亡率，拮抗吗啡的呼吸抑制作用；而大剂量能减少小鼠的自由活动次数，拮抗士的宁所致小鼠惊厥、抑制小鼠电惊厥的发生率。醒脑静注射液对中枢神经系统具有小剂量兴奋、大剂量抑制的作用，这种作用与有效成分麝香酮有关，研究表明麝香酮还具有抑制血管通透性的作用，对小鼠常压缺氧有明显的对抗作用，能显著延长其存活时间[1-5]。

· **脑保护作用**　醒脑静能增加大脑对各种脑损伤因子的耐受性，促进大脑的修复。主要作用途径为：①抑制兴奋毒性。醒脑静治疗组 NMDA 受体数量和神经功能缺损评分明显低于对照组，对局灶性脑缺血大鼠具有明确的神经保护作用，其机制可能与拮抗兴奋性氨基酸受体表达上调有关[6]。②抑制氧自由基（OFR）产生和过氧化反应作用。研究发现醒脑静注射液是一种很好的 OFR 清除剂，尤其对 OH^- 的清除作用最强[7]。③抑制炎性因子与血管内皮素的表达。醒脑静可拮抗炎性细胞因子及黏附分子，抑制 TNF、IL-1β、IL-6 等细胞因子介导的炎性反应，并可以通过调节体内血管舒张因子、内皮素、超氧化物歧化酶、血栓烷素、前列腺素等水平发挥保护脑皮质超微结构的作用[8]。④抑制病理性凋亡基因与蛋白表达。醒脑静注射液可降低 Bax 表达，增加 Bcl-2 的表达，从而影响凋亡过程，保护脑组织。醒脑静注射液的作用一般从损伤后 1d 开始，3d 以后逐渐达到高峰[9]。

· **减轻脑水肿**　麝香配伍冰片可有效降低脑缺血再灌注后脑含水量及血脑屏障的通透性，对血脑屏障结构具有一定的保护作用[10]。冰片不仅能够提高血脑屏障的通透性，同时也能降低病理性开放的血脑屏障通透性，减少血脑屏障损伤，尽可能维持、稳定、修复损伤的血脑屏障，保持内环境的稳定，进而减少脑组织的损伤[11]。

· 改善脑微循环 实验表明醒脑静能降低全血比黏度，血浆比黏度，血栓长度、湿质量、干质量，红细胞电泳时间，而且与其他改善循环、降纤药合用效果更好[12]。

· 兴奋中枢、解热、镇痛、抑菌、抗炎、保肝 通过观察醒脑静注射液对小鼠耳郭肿胀、扭体、睡眠时间的影响，对四氯化碳致肝脏损伤大鼠 AST、ALT 水平的影响，对细菌内毒素致热家兔体温的影响，对 8 种标准菌株的抑菌效果进行了药效学研究，结果表明：醒脑静注射液能明显缩短戊巴比妥钠致小鼠睡眠时间，抑制二甲苯致小鼠耳郭肿胀，减少冰醋酸致小鼠扭体次数，明显抑制细菌内毒素致家兔体温升高，对实验菌株有不同程度的抑制效果，能降低四氯化碳致肝脏损伤大鼠的 AST、ALT 水平[13]。

【临床报道】 对 1997-2001 年应用醒脑静注射液治疗脑梗死 13 个随机对照实验（1203 例患者）进行 Meta 分析，结果显示：2 个研究比较了醒脑静组与丹参的病死率，有显著性差异（RR 0.31，95%CI（0.14，0.70））；与丹参比较的 4 个研究中醒脑静组总有效率有显著性差异（RR 1.26，95%CI（1.12，1.42））；与丹参比较的个研究中醒脑静组神经功能缺损评分前后变化值有显著性差异（WMD3.78，95%CI（2.30，5.26））[14]。

【不良反应】 不良反应包括变态反应、循环系统反应、呼吸系统反应、神经系统反应及消化系统反应[15]。

· 变态反应 皮疹、红斑、瘙痒、发热、口唇肿胀、咽喉发痒。

· 循环系统反应 头晕头痛、胸闷、憋气、血压升高、心悸。

· 呼吸系统反应 呼吸急促、呼吸困难、端坐呼吸。

· 神经系统反应 烦躁、畏寒、大汗、四肢麻木、手肌张力增高、精神异常以。

·**消化系统反应** 恶心。立即停药，并给予治疗后全部治愈或好转。

【参考文献】

[1] 杨秀露，龚跃新．醒脑静注射液的药理作用研究 [J]．中国药房，1993，4（1）：18-19．

[2] 郝吉福，程怡．麝香的药理学研究概况 [J]．时珍国医国药，2004，15（4）：248-249．

[3] 陈文垲，黄玉芳，王海东．麝香"归经入脑"的实验研究 [J]．中西医结合学报，2004，2（4）：288-291．

[4] 刘卫平，易声禹，章翔，等．大鼠急性颅脑损伤后早期微血管改变的形态研究 [J]．中华神经外科杂志，1996，12（1）：46-47．

[5] 刘德福，刘强，孙以林．麝香冰片促进雪旺细胞生长作用的研究 [J]．哈尔滨医科大学学报，1986，20（4）：6-9．

[6] 沈思钰，傅晓东，陈伟华，等．醒脑静对脑缺血大鼠神经保护作用与氨基酸受体表达的关系 [J]．中国临床康复，2004，8（4）：686．

[7] 傅强，崔华雷，孙中吉，等．醒脑静注射液对脑缺血再灌注诱导的脑神经细胞凋亡防治作用的实验研究 [J]．中国中西医结合急救杂志，2000，7（3）：144-146．

[8] 陈寿权，王万铁，王明山．醒脑静对家兔脑缺血再灌注流时 TNF、IL-1、IL-6 水平及脑超微结构影响的实验研究 [J]．中国急救医学，2000，20（11）：637-639．

[9] 戴永建，戚翰升．醒脑静注射液对大鼠脑损伤后细胞凋

亡及相关蛋白表达的影响 [J]. 中国临床神经外科杂志，2006，11（9）：551-553.

[10] 刘亚敏，夏鑫华，赵光锋，等. 麝香配伍冰片对局灶性脑缺血再灌注大鼠脑含水量及血脑屏障通透性的影响 [J]. 广州中医药大学学报，2007，24（6）：498-501.

[11] 赵保胜，徐勤，宓穗卿. 冰片促血脑屏障开放与病理性开放的比较 [J]. 中药新药与临床药理，2002，13（5）：287-288.

[12] 李爱民. 醒脑静注射液治疗缺血性脑血管病疗效观察 [J]. 中西医结合心脑血管病杂志，2007，5（7）：593-594.

[13] 张路晗，向金莲，程睿，等. 醒脑静注射液的药效学研究 [J]. 华西药学杂志，2001，16（6）：429-431.

[14] 许风雷，高丽霞，吴泰相，等. 醒脑静注射液治疗脑梗塞临床疗效及安全性随机对照实验的系统评价 [J]. 中国循证医学杂志，2005，5（7）：549-554.

[15] 谢俊大. 醒脑静注射液致药物不良反应 15 例文献分析 [J]. 中国药师，2007，10（9）：902-904.

牛黄清心丸

【处方】牛黄、当归、川芎、甘草、山药、黄芩、苦杏仁炒、大豆黄卷、大枣、炒白术、茯苓、桔梗、防风、柴胡、阿胶、干姜、白芍、人参、六神曲（炒）、肉桂、麦冬、白蔹、蒲黄（炒）、人工麝香、冰片、水牛角浓缩粉、羚羊角、朱砂、雄黄。

【功能与主治】清心化痰，镇惊祛风。用于风痰阻窍所致的头晕目眩、痰涎壅盛、神志混乱、言语不清及惊风抽搐、癫痫。

【用法与用量】口服。大蜜丸一次 1 丸，水丸一次 1.6g，一日1次。

【禁忌】孕妇不宜用。

【注意事项】

1. 本品处方中含朱砂、雄黄，不宜过量久服，肝肾功能不全者慎用。

2. 服用前应除去蜡皮、塑料球壳；本品可嚼服，也可分份吞服。

【规格】大蜜丸，每丸重3g；水丸，每20粒重1.6g。

【贮藏】密封。

安脑丸（片）

【处方】人工牛黄、猪胆汁粉、朱砂、冰片、水牛角浓缩粉、珍珠、黄芩、黄连、栀子、雄黄、郁金、石膏、煅赭石、珍珠母、薄荷脑。

【功能与主治】清热解毒，醒脑安神，豁痰开窍，镇惊熄风。用于高热神昏，烦躁谵语，抽搐痉厥，中风窍闭，头痛眩晕；高血压、脑中风见上述证候者。

【用法与用量】

丸剂：口服。规格（1）大蜜丸，一次1～2丸，规格（2）小蜜丸，一次3～6g，一日2次；或遵医嘱，小儿酌减。

片剂：口服。一次4片，一日2～3次；或遵医嘱，小儿酌减。

【规格】

丸剂：（1）每丸重3g，（2）每11丸重3g。

片剂：薄膜衣片，每片重0.5g。

【贮藏】密闭，防潮。

【**药理毒理**】安脑丸具有解热抗炎、抗血栓形成作用[1]。

【**参考文献**】

[1] 崔巍，王新波，徐世杰. 安脑丸的药效学研究 [J]. 中国中医药信息杂志，1999，6（8）：26-27.

（五）痰浊蒙窍证常用中成药品种

清脑复神液

【**处方**】白芷、百合、柏子仁、半夏、冰片、薄荷、柴胡、陈皮、赤芍、川芎、大黄、丹参、当归、地黄、防风、茯苓、干姜、甘草、藁本、葛根、钩藤、红花、黄柏、黄芪、黄芩、荆芥穗、桔梗、菊花、决明子、莲子肉、莲子心、鹿茸、麦冬、蔓荆子、木通、牛膝、羌活、人参、山楂、石菖蒲。

【**功能与主治**】清心安神，化痰醒脑，活血通络。用于神经衰弱，失眠，顽固性头痛，脑震荡后遗症所致头痛、眩晕、健忘、失眠等症。

【**用量与用法**】口服。轻症一次 10ml，重症一次 20ml，一日 2 次。

【**注意事项**】孕妇及对酒精过敏者慎用。

【**规格**】每支装 10ml。

【**贮藏**】密封，置阴凉干燥处。

心脑健胶囊

【**处方**】成份：茶叶提取物。

【**功能与主治**】清利头目，化浊降脂。用于头晕目眩、胸闷气短、倦怠乏力、精神不振、记忆力减退等症。

【用量与用法】口服。一次 2 粒，一日 3 次。

【禁忌】对本品过敏者不宜用。

【注意事项】

1．当本品性状发生改变时禁用。

2．请将此药品放在儿童不能接触的地方。

【规格】每粒含茶叶提取物 0.1g（以茶多酚计）。

【贮藏】密闭，避光，干燥处保存。

醒脑静注射液

参见本病"痰热（痰火）内扰证常用中成药品种"。

苏合香丸

【处方】苏合香、安息香、冰片、水牛角浓缩粉、人工麝香、檀香、沉香、丁香、香附、木香、乳香（制）、荜茇、白术、诃子、朱砂。

【功能与主治】芳香开窍，行气止痛。用于痰迷心窍所致的痰厥昏迷、中风偏瘫、肢体不利、以及中暑、心胃气痛。

【用法与用量】口服。规格（1）、（2）一次 1 丸，一日 1～2 次。

【禁忌】孕妇不宜用。

【注意事项】

1．服用前应除去蜡皮、塑料球壳；本品可嚼服，也可分份吞服。

2．发热、口渴、胸腹灼热、面红、便秘尿黄、舌红苔黄而干，或面红身热、气粗口臭、躁扰不宁、苔黄腻，或目合口开、鼻鼾息微、手撒肢软、二便失禁、汗出肢冷者不宜服用。

3．本品不宜久服。

4．对中风昏迷者，应鼻饲给药。

5．忌辛辣、油腻食物。

【规格】（1）水蜜丸，每丸重2.4g；（2）大蜜丸，每丸重3g。

附二

治疗血管性痴呆的常用中成药简表

证型	药物名称	功能	主治病证	用法用量	备注
肝肾精亏，痰瘀内阻证	六味地黄丸（颗粒、胶囊）	滋阴补肾。	用于肾阴亏损，头晕耳鸣，腰膝酸软，骨蒸潮热，盗汗遗精，消渴。	丸剂：口服。规格（1）大蜜丸，一次1丸，一日2次；规格（2）浓缩丸，一次8丸，一日3次；规格（3）水蜜丸，一次6g，一日2次；规格（4）、（5）、（6）小蜜丸，一次9g，一日2次。颗粒剂：开水冲服。一次5g，一日2次。胶囊：口服。规格（1）一次1粒，规格（2）一次2粒，一日2次。	丸剂：药典，基药，医保颗粒剂：药典，基药胶囊：药典，基药
	左归丸	滋肾补阴。	用于真阴不足，腰酸膝软，盗汗，神疲口燥。	口服。一次9g，一日2次。	医保
	活力苏口服液	益气补血，滋养肝肾。	用于年老体弱，精神萎靡，失眠健忘，眼花耳聋，脱发或头发早白属气血不足、肝肾亏虚者。	口服，睡前服。一次10ml，一日1次。	药典，医保

证型	药物名称	功　能	主治病证	用法用量	备注
肝肾精亏，痰瘀内阻证	苁蓉益肾颗粒	滋阴补气，填精益髓。	用于肾气不足，腰膝疼痛，记忆衰退，头晕耳鸣，四肢无力。	口服。一次1袋，一日2次。	医保，限门诊使用
	复方苁蓉益智胶囊	益智养肝，活血化浊，健脑增智。	用于轻、中度血管性痴呆肝肾亏虚兼痰瘀阻络证，症见智力减退、思维迟钝、神情呆滞、健忘，或喜怒不定、腰膝酸软、头晕耳鸣、失眠多梦等。	口服。一次4粒，一日3次。	医保
	补脑丸	滋补精血，安神镇惊。	用于健忘，记忆减退，头晕耳鸣，心烦失眠，心悸不宁。	口服。一次2～3g，一日2～3次。	医保
脾肾两虚，痰瘀内阻证	还少丹	温肾补脾。	用于脾肾虚损所致的腰膝酸痛，耳鸣目眩，形体消瘦，食欲减退，牙根酸痛。	口服。一次6～9g，一日2次。	
	刺五加脑灵液	健脾补肾，宁心安神。	用于心脾两虚、脾肾不足所致的心神不宁，失眠多梦，健忘，倦怠乏力，食欲不振。	口服。一次10ml，一日2次。	医保，限门诊使用
	固精补肾丸	温补脾肾。	用于脾肾虚寒，食减神疲，腰酸体倦，早泄梦遗。	口服。一次6～10丸，一日2～3次。	
肝肾阴虚，风痰瘀阻证	滋补肝肾丸	滋补肝肾，养血柔肝。	用于肝肾阴虚，头晕失眠，心悸乏力，胁痛，午后低烧，以及慢性肝炎、慢性肾炎见阴虚证者。	口服。一次1～2丸，一日2次。	

证型	药物名称	功能	主治病证	用法用量	备注
肝肾阴虚，风痰瘀阻证	天麻钩藤颗粒	平肝熄风，清热安神。	用于肝阳上亢，高血压等所引起的头痛、眩晕、耳鸣、眼花、震颤、失眠。	开水冲服。一次10g，一日3次；或遵医嘱。	医保，限门诊使用
	养血清脑丸（颗粒）	养血平肝，活血通络。	用于血虚肝亢所致头痛、眩晕、眼花、心烦易怒、失眠多梦等。	丸剂：口服。一次1袋，一日3次。颗粒剂：口服。一次4g，一日3次。	基药，医保
	天麻首乌片	滋阴补肾，养血熄风。	用于肝肾阴虚所致的头晕目眩、头痛耳鸣、口苦咽干、腰膝酸软、脱发、白发；血管神经性头痛、脂溢性脱发见上述证候者。	口服。一次6片，一日3次。	
痰热（痰火）内扰证	清开灵注射液	清热解毒，化痰通络，醒神开窍。	用于热病，神昏，中风偏瘫，神志不清；急性肝炎、上呼吸道感染、肺炎、脑血栓形成、脑出血见上述证候者。	肌内注射：一日2～4ml；重症患者静脉滴注：一日20～40ml，以10%葡萄糖注射液200ml或0.9%氯化钠注射液100ml稀释后使用。	药典，基药，医保，限二级以上医院使用
	醒脑静注射液	清热解毒，凉血活血，开窍醒脑。	用于气血逆乱，脑脉瘀阻所致中风昏迷，偏瘫口喝；外伤头痛，神志昏迷；酒毒攻心，头痛呕恶，昏迷抽搐。脑栓塞、脑出血急性期、颅脑外伤、急性酒精中毒见上述证候者。	肌内注射：一次2～4ml，一日1～2次。静脉滴注：一次10～20ml，用5%～10%葡萄糖注射液或氯化钠注射液250～500ml稀释后滴注；或遵医嘱。	药典，医保
	牛黄清心丸	清心化痰，镇惊祛风。	用于风痰阻窍所致的头晕目眩、痰涎壅盛、神志混乱、言语不清及惊风抽搐、癫痫。	口服。大蜜丸一次1丸，水丸一次1.6g，一日1次。	药典，医保

证型	药物名称	功能	主治病证	用法用量	备注
痰热（痰火）内扰证	安脑丸（片）	清热解毒，醒脑安神，豁痰开窍，镇惊熄风。	用于高热神昏，烦躁谵语，抽搐痉厥，中风窍闭，头痛眩晕；高血压、脑中风见上述证候者。	丸剂：口服。规格（1）大蜜丸，一次1～2丸，规格（2）小蜜丸，一次3～6g，一日2次；或遵医嘱，小儿酌减。片剂：口服。一次4片，一日2～3次；或遵医嘱，小儿酌减。	丸剂：基药，医保；片剂：基药，医保
痰浊蒙窍证	清脑复神液	清心安神，化痰醒脑，活血通络。	用于神经衰弱，失眠，顽固性头痛，脑震荡后遗症所致头痛、眩晕、健忘、失眠等症。	口服。轻症一次10ml，重症一次20ml，一日2次。	医保
	心脑健胶囊	清利头目，化浊降脂。	用于头晕目眩、胸闷气短、倦怠乏力、精神不振、记忆力减退等症。	口服。一次2粒，一日3次。	医保
	醒脑静注射液	见278页	同前	同前	同前
	苏合香丸	芳香开窍，行气止痛。	用于痰迷心窍所致的痰厥昏迷，中风偏瘫，肢体不利，以及中暑、心胃气痛。	口服。规格（1）、（2）一次1丸，一日1～2次。	药典，基药

图书在版编目（CIP）数据

常见病中成药临床合理使用丛书. 神经科分册 / 张伯礼，高学敏主编；高颖分册主编. —北京：华夏出版社，2015.10

ISBN 978-7-5080-8347-6

Ⅰ. ①常… Ⅱ. ①张… ②高… ③高… Ⅲ. ①神经系统疾病－常见病－中成药－用药法 Ⅳ. ①R286

中国版本图书馆 CIP 数据核字(2014)第 304364 号

神经科分册

主　　编　高　颖
责任编辑　梁学超

出版发行　华夏出版社
经　　销　新华书店
印　　刷　三河市少明印务有限公司
装　　订　三河市少明印务有限公司
版　　次　2015 年 10 月北京第 1 版
　　　　　2015 年 10 月北京第 1 次印刷
开　　本　880×1230　1/32 开
印　　张　9.125
字　　数　204 千字
定　　价　37.00 元

华夏出版社　地址：北京市东直门外香河园北里 4 号　　邮编：100028
　　　　　　网址：www.hxph.com.cn　　电话：（010）64663331（转）
若发现本版图书有印装质量问题，请与我社营销中心联系调换。